食品安全の“脅威”とは何か

添加物、残留農薬・輸入食品問題を通して

藤田　哲【著】
藤田技術士事務所

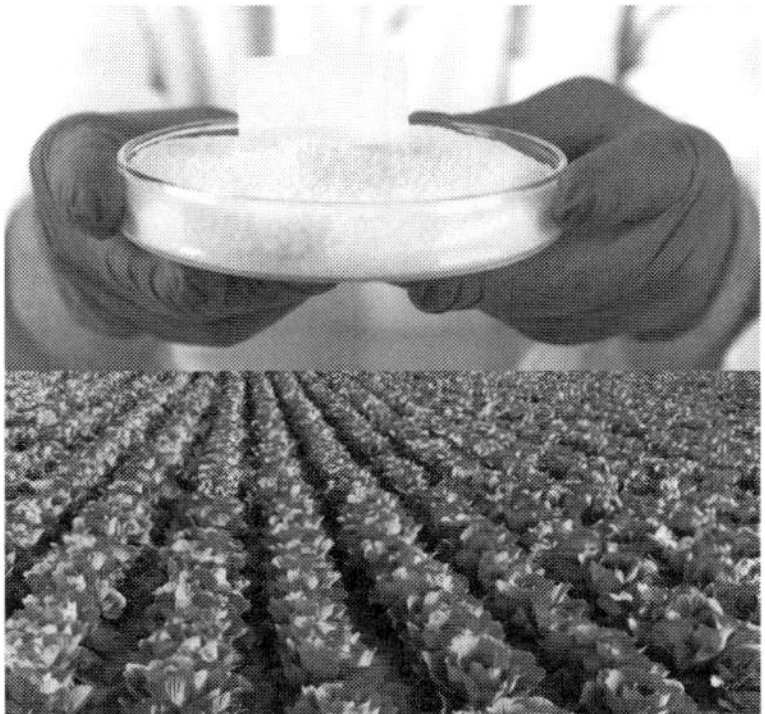

幸書房

はじめに

筆者は主として食品化学の領域で、パン用酵母、食用油脂とその利用、乳化剤と乳化食品、酵素利用などの研究・開発に携わってきました。筆者の食品添加物との縁は、1959年、世界初のショ糖脂肪酸エステル（シュガーエステル：食用の界面活性剤）の企業化で、主にその用途開発を担当した時から始まりました。その後、数々の食品新製品や添加物製剤の開発では、種々の食品添加物の恩恵を受けてきました。

現在の加工食品では、何らかの食品添加物なしで供給されるものは稀で、水道水をはじめ砂糖、デンプン、食用油脂など基礎的原料の製造工程でも食品添加物が用いられます。

食品を含めて全ての化学物質には毒性があり、食物が動物にとって栄養になるか毒物になるかは、摂取する量によって決まります。例えば人が、食塩を一度に五〇〇g摂れば死の危険にさらされます。保存料のソルビン酸は日本の消費者からは嫌われますが、その致死量は食塩とほぼ同量です。

筆者は長年の間「日本の消費者だけが、安全性の高い食品添加物をなぜこれほどまでに忌避するのか」不思議に思っていました。その原因の一つが理解できたのは十数年前で、中学・高校の家庭科教育にその理由を見ることができます。本書でもそのことは触れていますが、その教科書を執筆されている世代には、一九五〇～七〇年代の食品を巡る諸事件の体験も無視できないものとして横たわっているのではないかと思われましたので、主だった事件の経過などもたどり、現在の制度にたどり着いた歴史を振り返っています。

こうした経緯を通して、現在の食の安全がどのように守られているのかも併せて記述しています。

同様に、二〇〇〇年代の中国産冷凍ほうれん草の残留農薬問題をとおして、私たちの食生活を支えている基盤がどのようなものなのかを知ったうえで、こうした問題に対処する必要があるのではないかと考えています。

また、タイトルにある「脅威」とは「何か」ということを、ただ単に「化学物質」危険説に還元するのではなく、「科学的な視点」の欠如も、そうした「脅威」に通じてしまうというのではないかと危惧して本書をまとめたつもりです。

世界の人口はまだまだ増える予想で、既存の食料生産ではない新しい手法が登場すると思われます。そうした中で、食料の安全・確保をどのように考えていくか、社会としてどのようにコンセンサスを醸していくのか、本書がそうしたことに少しでも役立てばと考えています。

二〇一八年七月

藤田　哲

目次

目　次

目　次

目 次

■プロローグ

食品安全に関する消費者不安と実際との乖離

日常生活のなかで起こり得る不安の内容について、二〇〇八年に食品安全委員会が、一般の消費者二千人について行った調査があります。不安の大きさの順は表1のとおりです。それによると九〇%の人が食品の安全性に不安をもっていました。一方で食品安全についてある程度の知識をもつ食品安全モニター四七〇人への二〇一〇年の調査では、食品安全への不安に二〇%程度の差がありますが、その他の項目については大差がありませんでした。

不安要因の一位となった「食品の安全」に関する具体的な項目は表2の順でした。

なお二〇〇八年の調査で、消費者が食品を購入するときに重視する順は、価格、鮮度、安全性、産地とされ、日常的には食

表1　日常生活で起こり得る不安の内容（2008年の一般消費者2000人と2010年の食品安全モニター470人への調査の比較）

順位	不安の内容	一般消費者	食品安全モニター
1	食品の安全	90%	68%
2	環境問題	86%	89%
3	犯罪	78%	71%
4	自然災害	77%	81%
5	感染症	73%	76%
6	交通事故	70%	63%
7	戦争とテロ	60%	

品の安全性はそれほど気にされていないとみられます。この調査の五年前の二〇〇三年に行われた同様な不安調査の順位は、表3のとおりでした。

表2　「食品の安全」についての一般消費者の不安の内容（2008年）及び食品安全モニター470人へのアンケート結果（2010年）との比較

順位	不安の内容	一般消費者	食品安全モニター
1	残留農薬	87%	68%
2	食品添加物	79%	60%
3	狂牛病（BSE)	71%	*1
4	遺伝子組換え食品	62%	*2

*1　食品安全モニターの第3位は「微生物汚染　食中毒」
*2　食品安全モニターの第4位はいわゆる「健康食品」

表3　「食品の安全」についての消費者の不安内容の概数（2003年）

順位	不安の内容	消費者
1	残留農薬	90%
2	食品添加物	70%
3	汚染物質	70%
4	輸入食品	70%
5	微生物汚染	50%
6	狂牛病（BSE)	50%
7	遺伝子組換え食品	50%

このように食品の安全性について、日本の消費者が感じる不安の上位は、残留農薬、食品添加物、汚染物質、輸入食品になります。

しかし、長く食品製造の現場に携わってきた経験からすると、故意に加えられた農薬などを除くと、これらのなかで実際に健康被害が起こり得るのは、汚染物質と微生物汚染です。

残留農薬について

どの国の消費者も程度の違いはありますが、残留農薬や食品添加物に懸念をもち、それらを含まないことを歓迎しています。

食品中の農薬残留をゼロにすることはできませんが、人体に影響のない濃度に減少させることができますし、意図的なものは別にして生産者・流通の品質関係者は定められた基準に沿って可能な限り低減する努力をしています。

非現実的な話ですが、農薬なしで農作物を作ろうとすると、病虫害の発生によって農産物の収穫は激減し、産業として成立しなくなります。現在の有機農法でも、定められたいくつかの農薬を用いています。

当然ですが農薬に過度に頼ることは禁物です。現在の作物保護で使われる農薬は、安全性や使用の方法と限度量が厳しく規制されており、毎年、厚生労働省をはじめ各都道府県の衛生研究所や流通を担う生協などは食品に対する残留検査を行っています。

それらの検査によると、例えば二〇一二年の残留農薬等検査結果では、国産・輸入の検査数約四二〇万件中、残留基準値を超えたものは三七一件、率にして〇・〇〇九％（一万分の一）と僅かで、残留が規定値以上だと回収となります。この検査では、収穫後の農産物を洗わずにそのまま検査しているので、洗浄・調理を経て食卓へ上る料理への残留は、さらに減ります。

また、農薬を「使うか、使わないか」といった二者択一ではなく、病虫害に強い品種の育成や植え付け時期の考慮、天敵などの生物の利用、物理的な隔離や捕虫のための機器の利用、そして効果を限定し分解しやすい農薬の利用など、これらを総合的に組み合わせて行う「総合的有害生物管理」(Integrated Pest Management : IPM) が目指すべき方向として提唱されています。

食品添加物について

「食品添加物」は、食品の製造、加工工程に使われるものから保存料、調味料、香料などのように最終製品に含まれるものまで、実にたくさんの物質があります。

食品添加物については、厚生労働省が安全と認めたもので、現状での科学的水準に基づいて用法と用量が定められており、また、科学的知見の進歩や国際的基準との整合性なども考慮し、逐次見直し、改訂が行われています。

二〇一七年九月時点における、食品衛生法上の分類でみると、食品添加物には指定添加物四四九品目、既存添加物三六五品目、天然香料六一二品目、そして一般飲食物添加物があります。「一般飲食物添加物」とは、一般に食品として用いられているものを、添加物として使用する場合のことです。

「食品添加物」というと、「保存料」「着色料」などが、みなさんの念頭に浮かぶと思います。しかし食品の製造や加工、風味や外観を整えるために使われるものや、食中毒や食品の腐敗、変質を防ぐための保存料、殺菌料、酸化防止剤など、その用途によって様々な目的をもつものが食品製造に使われています。たとえ最終製品に残らなくても、食品に使われるものである限り、その安全性が保証されたものでなくてはなりません。厚生労働省のホームページに食品添加物のリストと使用基準が記載されていますので、一度見てみていただきたいと思います。

こうした添加物利用の全体の概要のごく一部を取って、まことしやかに「危険性」を訴える人がいます。五〇年前には僅かですが安全性が疑われる物質もありました。しかし科学・技術の進歩に伴い「危険な物質」は排除され、また今後もそうでなければならないと思います。

食品の安全性議論にどう向き合うか

東京大学名誉教授の唐木英明氏によると、人は動物本能をもつために、危険情報には鋭敏に反応するが、安全情報には関心を示しにくいとされます。また、人は理解しにくいことには不安を感じます。消費者の抱く食品の安全性への不安に乗じて、さらに不安をかき立てるような情報を売り込む出版物が数多くあります。また、食品表示に記載される食品添加物について、その危険度をチェックするための本が普及しており、この種の本を利用する栄養学の教授もおられるようです。

食品による危害を強調する出版物の著者の多くは、科学的な思考に欠け、「食品添加物や残留農薬には健康被害があるので、排除すべきである」と決め込んでいるかのように思われます。これらの出版物には、それらを使う必要性とその利点への考察、また「なぜ健康被害が起こり、被害の実態はどうなのか」について合理的な説明とその検証が見当たりません。

さらに問題なのは、この種の本の著者のほとんどは、食品に関する科学や技術の専門家でないか、あるいは食品の開発や製造の経験が無いとみられることです。そのために、大きな見当違いがあるうえ、時にはでたらめと言えるような説明があります。かつて食品添加物に関して七〇万部も販売された本は、間違いや誇張が多く、食品の専門家にとっては大変迷惑なものでした。

しかし、こうした一方的とも思われる論調が、ある程度消費者の方に支持されるにはそれなりの下地があると思います。今回私がこれらの問題について書こうと思った背景には、その下地について原因と思われることを検討することで、食品安全に不安を持たれる方々への参考になればと考えてのことです。

そして食品提供者、学校教育、行政、消費者、一部メディアも含めて、どこに問題があったのか、またあるのかを整理し、変化していく食生活や食の安全について、冷静に考える道筋を見出してくださるための助けになればと考えています。

本書では、第1部で食品添加物、第2部で輸入食品と残留農薬を取り上げました。

第1部　食品添加物

1. 食品添加物についての基礎知識

1.1 食品添加物と添加物行政の主な歴史

食品添加物とは、本来は食品や食品成分として用いるものではなく、食品の製造、加工、調理、種々の処理、充填、包装、輸送、保存や栄養強化のために食品に添加される物質です。食品添加物には、元々食品中に含まれる天然の物質が多く、また、化学的に合成された物質も含みます。食品添加物は食品衛生法によって、品質規格と添加の基準が定められ、その範囲で安全と認められた物質だけが食品に添加できる、ポジティブリストの方式になっています。

食品衛生法では「食品添加物とは、食品の製造の過程において、または食品の加工もしくは保存の目的で、食品に添加、混和、浸潤その他の方法によって使用する物をいう」と定義されています。

表４に大まかな食品添加物の行政関連の歴史を年表形式でたどってみました。

食品衛生法の施行前は、第二次世界大戦の敗戦、一九四五年八月直後の大混乱と物資不足で、食中毒事件が多発した時期でした。

一九四五年のメチルアルコール中毒は、死者四〇三名、重症（失明）五五名、同じく一九四六年の死者一、八四一名、重症（失明）一二〇名でした。また砂糖不足で、不純物の入った人工甘味料の

表 4　食品添加物行政の主な流れ

1900 年	「飲食物其ノ他ノ物品取締ニ関スル法律」公布（明治 33 年）
1948 年 （昭和 23 年）	食品衛生法施行 この年、57 品目の添加物が指定された。溶性サッカリン、ズルチン、タール色素、合成保存料を含む缶詰、びん詰、たる詰の食品についてのそれらを含む旨の表示を義務付け。
1955 年 （昭和 30 年）	**森永ヒ素ミルク中毒事件** 調製粉乳にヒ素が混入。 死者 131 名、患者 12,159 名
1957 年 （昭和 32 年）	食品衛生法の改正で添加物規制強化 食品添加物の定義の明確化、化学合成品の定義化がなされ、添加物の成分規格、保存基準、製造基準、使用基準、表示基準などから成る「食品添加物公定書」がまとめられることとなった（第 1 版「食品添加物公定書」発行は、1960 年（昭和 35 年））。 また、食品衛生管理者の設置、食品添加物の不正標示品の販売禁止、が定められた。 人工甘味料、合成着色料、合成保存料、合成殺菌料、合成糊料の 5 用途で使用した添加物を含むかん詰、びん詰およびたる詰の食品の他、プラスチック容器包装詰の食品について、添加物名または用途名の表示が義務付けられた。
1969 年 （昭和 44 年）	容器包装に入れられたすべての加工食品について前記 5 用途で使用した添加物の表示を義務付けた。
1983 年 （昭和 58 年）	食品添加物 78 品目について、添加物（物質）名による表示、および人工甘味料等 8 用途で使用した場合には用途名の併記を義務付けた。
1988 年 （昭和 63 年）	すべての化学合成品の添加物について、栄養強化目的、加工助剤、キャリーオーバーを除き表示を義務付けた。用途名併記（8 用途）や簡略名、一括名（14 種類）による表示についても規定された。 ※この時、化学的合成品の表示義務化にあたって、米国等から「天然添加物の表示免除は新たな非関税障壁」との抗議があった。天然添加物を表示することなく広く使用できる日本と、合成、天然の区別なく添加物を定めて表示している米国の商品との間に、実質的な非関税障壁を作るものだ、という趣旨。
1989 年 （平成元年）	化学的合成品の添加物はもちろんのこと、それまで表示の必要のなかった天然添加物も、原則としてすべて化学的合成品の添加物と同様の表示を義務付けた。
1995 年 （平成 7 年）	食品衛生法の改正により、すべての食品添加物は国の指定を必要とする指定添加物となった。

サッカリン、ズルチンが出回り中毒患者が多数発生したとされています。

こうした混乱の一時期から、一九四八年（昭和二十三年）に食品衛生法が制定され、食品安全への第一歩が踏み出されました。しかしその行く手には、森永ヒ素ミルク中毒事件やカネミ油症事件、薬害ではありましたがサリドマイド事件、水俣病の公害など、国民の安全を揺るがす大事件が待っていました。

食品添加物では、特に森永ヒ素ミルク中毒事件の影響が大きく、事件直後の一九五七年（昭和三十二年）の食品衛生法改正では、食品添加物の定義、添加物として使用される化学合成品の定義が初めて作られ、添加物の適正使用の周知徹底を目的に「食品添加物公定書」を作ることが定められました。

その後、表４に示すような経過をたどり、一九八九年にすべての食品添加物の表示が義務化され、一九九五年（平成七年）の改正で「天然」「合成」の区別を取り払って、すべての添加物が指定を受けることになりました。

1.2　指定添加物と既存添加物

さて、一九九五年の食品衛生法の改正で登場した「指定添加物」と「既存添加物」の内容について少し説明します。

それまでの法律では（一九五七年の「化学合成品の定義」により）「化学的合成品の食品添加物（いわゆる合成添加物）」が添加物として指定され、その成分、用途などが厳しく規制されていました。しかし、それ以外で天然物から分離して取り出された添加物には事実上規制がありませんでした。

一九九五年の食品衛生法の改正では、化学合成品、天然物起源の区別なく、すべての添加物が指定を受ける「指定添加物」として法律の下に管理されるようになりました。その時点で「化学合成品」は「指定添加物」となりましたが、それ以外の天然添加物は、それまでに使われていた天然香料と一般飲食物添加物を除いて指定免除の「既存添加物」に分類されました。

国際的には、食品添加物は天然、合成という区分ではなく「添加物」として一括されています。日本で特に人工的な「合成添加物」が問題になりやすかった背景には、「森永ヒ素ミルク中毒事件」が大きく影響しています。

この事件を契機に一九五七年に食品衛生法が抜本的に改正され「食品添加物」、「化学的合成品」の定義がなされ、通常の食品に含まれる天然成分と同じ構造のものでも化学的手法で作られたものは「合成添加物」となりました。

また、既存添加物が指定添加物より多い背景ですが、一九六九年（昭和四十四年）に「合成保存料」などの化学的合成品の表示が、容器包装の加工食品に対して義務化されたことがあります。このことを忌避して、当時表示の必要がなかった天然添加物が多数開発され、後にそれらが既得権を得たことが、多数の既存添加物の原因として挙げられます。

食品添加物
- 指定添加物（449品目）――厚生労働大臣が指定した添加物
- 既存添加物（365品目）
- 天然香料（600品目）
- 一般飲食物添加物（106品目）

（既存添加物・天然香料・一般飲食物添加物）――いわゆる天然添加物

冒頭に述べたように、食品添加物は多くの消費者に忌避されており、過去には、当時表示の必要がなかった天然起源の添加物が多数開発されて販売されました。これらが今日の既存添加物になっています。

こうした経緯を踏まえて、二〇一七年十二月現在、食品添加物は、主に化学的合成品（一部天然物由来を含む）である指定添加物四四九品目と、既存添加物として分類されるものが三六五品目、合計で八一四品目となりました。

指定添加物には、化学的合成品のほかに、アミノ酸や有機酸など発酵でつくられるもの、脂肪酸のように天然物から得られるものも含まれます。指定添加物は、主として戦後の食品衛生法で添加物の指定がなされた物質で、四四九品目が含まれます。

既存添加物とは、天然物から分離精製したものです。大豆レシチンのように天然物起源で古くから使われ、以前は指定添加物であったものも既存添加物に含められました。日本の既存添加物の大部分は、以前は天然物であるという理由から表示の必要がなく、食品に自由に使われた物質でした。

既存添加物は一九九五年（平成七年）の食品衛生法の改訂で、当時の厚生省が業界の要望を受けて四八九品目を食品添加物に組み入れました。これらの中から使用実態のないものなど、一二四品目が削除され、現在は三六五品目になっています。

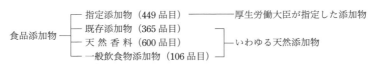

天然香料とは種々の動植物起源の香料です。

一般飲食物添加物とは、例えば、エタノール、寒天、ゼラチンなどですが、それだけで飲食することはなく他の食品に加えられるものであり、一〇六品目があります。ベリー類や天然果汁を着色や味付けに用いる場合も、この分類に含まれます。これらを含めた食品への添加物は全体で約一、五〇〇品目になります。

1.3 食品添加物の種類と用途

現在、どのような目的の添加物があるのでしょうか。食品添加物協会ホームページの「もっと知ってほしい食品添加物のあれこれ」から「食品添加物の種類と用途例」を表5で紹介します。どの添加物も食品の製造や品質保持に欠かせないものです。食品製造に携わった方は、食品の製造に欠かせないものや保存に必要なもの、食べやすさや見栄えに関するもの、栄養の補給に関するものまで、幅広く食品添加物が使われていることはご存知でしょう。

こうした物質に「食品添加物」という名前がついたのは、食品衛生法ができた時です。ではそれまで、今でいう「食品添加物」がなかったかと言えばそうではありません。例えばの話しとして、豆乳を固めて豆腐を作るときに使う「にがり」〈凝固剤〉は、豆腐の製造に普通に使われる副原料です。これを改めてその時点での安全性を確認して、「食品添加物」として認めポジティブリスト

表5　食品添加物の種類と用途例

種　類	目的と効果	食品添加物例
甘味料	食品に甘味を与える	キシリトール アスパルテーム
着色料	食品を着色し、色調を調節する	クチナシ黄色素 食用黄色4号
保存料	カビや細菌などの発育を抑制し、食品の保存性をよくし、食中毒を予防する	ソルビン酸 しらこたん白抽出物
増粘料 安定剤 ゲル化剤 糊料	食品に滑らかな感じや、粘り気を与え、分離を防止し、安定性を向上させる	ペクチン カルボキシメチルセルロースナトリウム
酸化防止剤	油脂などの酸化を防ぎ保存性をよくする	エリソルビン酸ナトリウム ミックスビタミンE
発色剤	ハム・ソーセージの色調・風味を改善する	亜硝酸ナトリウム 硝酸ナトリウム
漂白剤	食品を漂白し、白く、きれいにする	亜硫酸ナトリウム 次亜硫酸ナトリウム
防かび剤 (防ばい剤)	柑橘類等のかびの発生を防止する	オルトフェニルフェノール ジフェニル
イーストフード	パンのイーストの発酵をよくする	リン酸三カルシウム 炭酸アンモニウム
ガムベース	チューインガムの基材に用いる	エステルガム／チクル
かんすい	中華めんの食感、風味を出す	炭酸ナトリウム ポリリン酸ナトリウム
苦味料	食品に苦味を付ける	カフェイン（抽出物） ナリンジン
酵素	食品の製造、加工に使用する	β-アミラーゼ／プロテアーゼ
光沢剤	食品の表面に光沢を与える	シェラック／ミツロウ
香料	食品に香りをつけ、おいしさを増す	オレンジ香料／バニリン
酸味料	食品に酸味を与える	クエン酸／乳酸
チューインガム軟化剤	チューインガムを柔軟に保つ	グリセリン／D-ソルビトール
調味料	食品にうま味などを与え、味をととのえる	L-グルタミン酸ナトリウム 5'-イノシン酸二ナトリウム
豆腐用凝固剤	豆腐を作る時に豆乳を固める	塩化マグネシウム グルコノデルタラクトン
乳化剤	水と油を均一に混ぜ合わせる	グリセリン脂肪酸エステル 植物レシチン
水素イオン濃度調整剤 (pH調整剤)	食品のpHを調節し品質をよくする	DL-リンゴ酸 乳酸ナトリウム
膨脹剤	ケーキなどをふっくらさせ、ソフトにする	炭酸水素ナトリウム 焼ミョウバン
栄養強化剤	栄養素を強化する	ビタミンC 乳酸カルシウム
その他の食品添加物	その他、食品の製造や加工に役立つ	水酸化ナトリウム 活性炭、プロテアーゼ

日本食品添加物協会「もっと知ってほしい食品添加物のあれこれ」より

に加えるということになります。「にがり」とは、海水を煮詰めて「塩」を取った残りの物質ですが、海水の汚染が進んだ場合にはそれを用いることはできなくなり、従来から知られていた「にがり」中の有効成分、「塩化マグネシウム」や豆腐用の凝固剤「グルコノデルタラクトン」を用いることになります。

＊現在、日本の海は浄化が大巾に進んでおり、瀬戸内海などでは水質が良くなりすぎて、海藻が生育しにくくなっています。また能登などでは海水汚染がなく、現在も浜の海水から食塩を作っています。

その他、コンニャクを固めるには、古くは草木灰を用い、現在は水酸化カルシウム（消石灰）を使います。ラーメンには「かん水」（炭酸及びリン酸のナトリウムまたはカリウム塩の単独あるいは二種以上の混合物）を用います。

ビスケットやクッキーには膨張剤の「ベーキングパウダー」（主剤は炭酸水素ナトリウム）、チョコレートやアイスクリームには乳化剤（レシチン、グリセリン脂肪酸エステル、ソルビタン脂肪酸エステルなど）が必要です。

チョコボールの表面が夏でも溶けないのは、光沢剤のろう類（パラフィンワックスなど）で覆われているためです。これらはすべて食品添加物です。

チューインガムのガムベースは複数の食品添加物を混合したもので、ガムには、甘味料を含めて原料のほぼ全体が食品添加物である製品があります。健康食品に加えられる各種のビタミン類も食品添加物です。

食品を美味にする原料には、種々のアミノ酸・核酸などの調味料、香辛料などがあり、着香にはバニラなどの香料が用いられます。

また、多くの新生児にとって必需品である育児用粉乳には、ビタミン剤や無機塩（ミネラル）などの食品添加物が必須の成分として配合されます。

以上のように、食品添加物は、食品衛生法による成分規格基準と使用基準に厳格に沿いながら、私たちの食生活を安全で豊かなものにしています。

1.4　食品添加物はどのように決められるのか

食品の製造法は、原料の変化や機械の発達、新たな製造工程の出現はもちろんですが、消費者のニーズを反映して徐々に変わってきています。例えば、高齢者向けの「やわらか食」や、仕事で忙しい主婦に簡便に作れてかつおいしい食品、または健康・美容といった機能に特化した食品などの新しい需要などです。

新しい食品添加物の指定については、どのように考えられているのでしょうか。厚生労働省の「食品添加物の指定及び使用基準改正に関する指針」（一九九六（平成八）年三月二十二日）から紹介します。

1)　食品添加物は、人の健康を損なうおそれがなくかつその使用が消費者に何らかの利点を与えるものでなければならない。

2) 従って、食品添加物の指定及び使用基準改正に当たっては、次の点が科学的に評価されることが必要である。

3) 国連食糧農業機関（FAO）/世界保健機関（WHO）合同食品規格委員会の基準等（食品規格：コーデックス）を参考にするとともに、わが国の食品摂取の状況等を勘案し、公衆衛生の観点から、二〇〇三年（平成十五年）に科学的評価を食品衛生調査会において行う食品安全委員会ができたので、リスク評価の部分の毒性評価、一日摂取許容量（ADI）案は食品安全委員会で行うことになった。図1参照）。

そして、安全性、有効性については次のように考えられています。

1) 安全性：食品添加物の安全性が、要請された使用方法において、実証又は確認されること。

2) 有効性：食品添加物の使用が、次のいずれかに該当することが実証又は確認されること。なお、対象となる食品の製造又は加工の方法の改善・変更が比較的安価に実行可能であり、改善・変更した結果その添加物を使用しないですむ場合を除く。

(1) 食品の栄養価を保持するもの。ただし、(2)に該当する場合又はその食品が通常の食事の中で重要なものでない場合には、食品中の栄養価を意図的に低下させることも、正当と認められる場合がある。

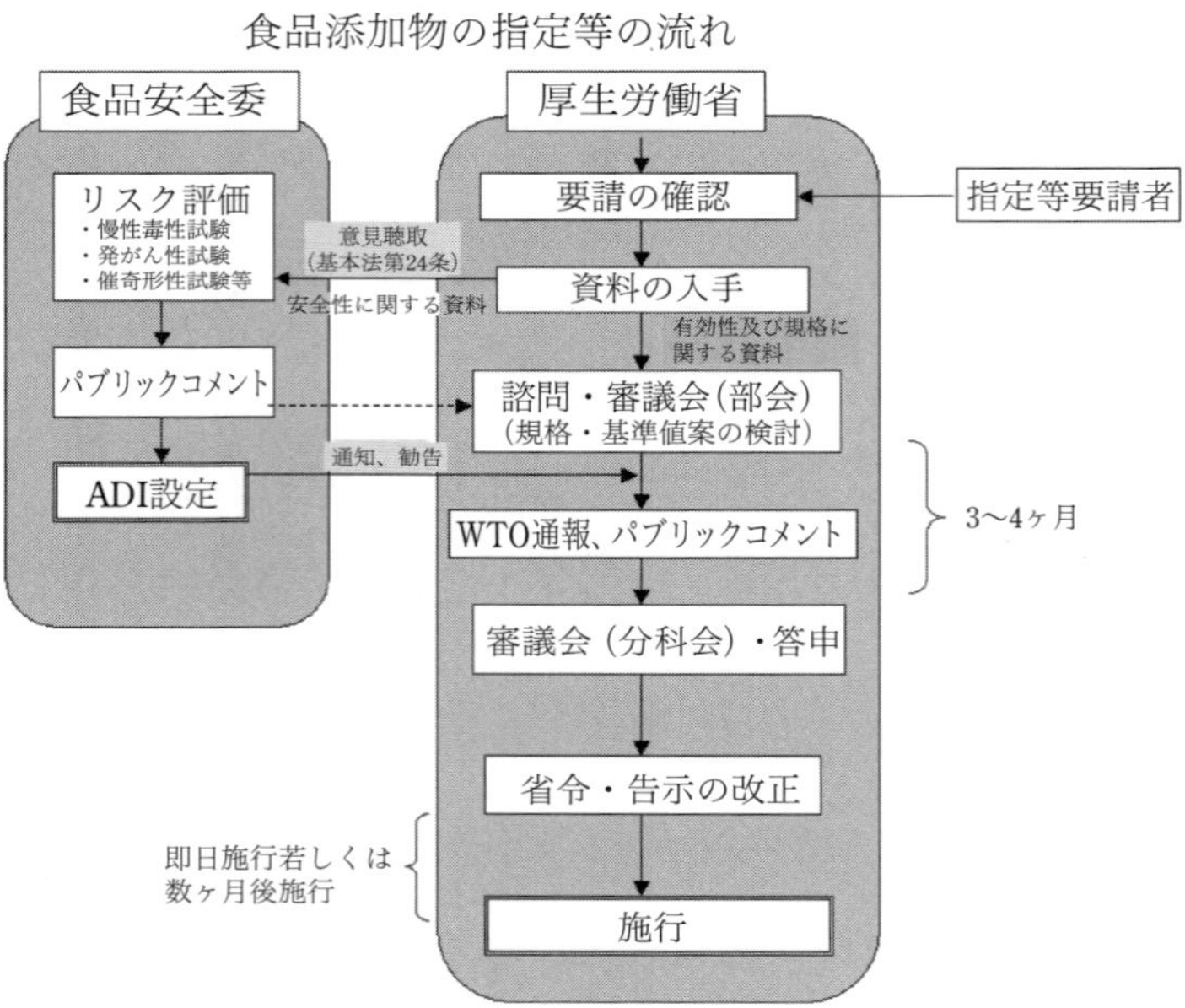

図１　食品添加物の指定等の流れ
厚生労働省 HP より

(2)　特定の食事を必要とする消費者のための食品の製造に必要な原料又は成分を供給するもの。ただし、疾病の治療その他医療効果を目的とする場合を除く。

(3)　食品の品質を保持し若しくは安定性を向上するもの又は味覚、視覚等の感覚刺激特性を改善するもの。ただし、その食品の特性、本質又は品質を変化させ、消費者を欺瞞するおそれがある場合を除く。

(4)　食品の製造、加工、調理、処理、包装、運搬又は貯蔵過程で補助的役割を果たすもの。ただし、劣悪な原料又は上記のいずれかの過程における好ましからざる手段若しくは技術（非衛生的なものを含む）の使用による影響を隠ぺいする目的で使用される場合を除く。

こうして決められた食品添加物は、食品衛生法に定められた「食品添加物公定書」に収載され、概ね五年ごとに改正されることになっています。一九六〇年に第一版が作成され、二〇一七年に第九版が告示されました。なお、食品添加物公定書の改訂ではリストに加えられるものもあれば、削除されるものもあります。

1.5　食品添加物の規格基準――成分規格と使用基準

食品添加物の規格基準は、食品衛生法［食品等の基準及び規格］法第十一条によって次のように定められています。

「第11条　厚生労働大臣は、公衆衛生の見地から、薬事・食品衛生審議会の意見を聴いて、販売の用に供する食品若しくは添加物の製造、加工、使用、調理若しくは保存の方法につき基準を定め、又は販売の用に供する食品若しくは添加物の成分につき規格を定めることができる。

② 前項の規定により基準又は規格が定められたときは、その基準に合わない方法により食品若しくは添加物を製造し、加工し、使用し、調理し、若しくは保存し、その基準に合わない方法による食品若しくは添加物を販売し、若しくは輸入し、又はその規格に合わない食品若しくは添加物を製造し、輸入し、加工し、使用し、調理し、保存し、若しくは販売してはならない。」

参考に、ハム・ソーセージで使われている亜硝酸ナトリウム〈発色剤〉の例で紹介します。

〈参考　食品衛生法より〉

■亜硝酸ナトリウム（$NaNO_2$）

〈添加物の規格基準　成分規格・保存規格の各条〉

含　量：本品を乾燥したものは、亜硝酸ナトリウム（$NaNO_2$）九七・〇％以上を含む。

性　状：本品は、白～淡黄色の結晶性の粉末又は粒状若しくは棒状の塊である。

確認試験：本品は、ナトリウム塩の反応及び亜硝酸塩の反応を呈する。

純度試験：(1)溶状　ほとんど澄明（一・〇 g　水二〇 ml）
(2)塩化物　Clとして〇・七一％以下（試験法略）
(3)硫酸塩　SO_4として〇・二四％以下（試験法略）
(4)重金属　Pbとして二〇 μg／g以下（試験法略）
(5)ヒ素　As_2O_3として四・〇 μg／g以下（試験法略）

乾燥減量：三・〇％以下（一〇〇℃、五時間）

定量法：（略）

〈添加物の規格基準　使用基準〉

亜硝酸ナトリウムは、食肉製品、鯨肉ベーコン、魚肉ソーセージ、魚肉ハム、いくら、すじこ及びたらこ（スケトウダラの卵巣を塩蔵したものをいう。以下この目において同じ。）以外の食品に使用してはならない。

亜硝酸ナトリウムは、亜硝酸根として、食肉製品及び鯨肉ベーコンにあってはその一kgにつき〇・〇七〇gを超える量を、魚肉ソーセージ及び魚肉ハムにあってはその一kgにつき〇・〇五〇gを超える量を、いくら、すじこ及びたらこにあってはその一kgにつき〇・〇〇五〇gを超える量を残存しないように使用しなければならない。

使用基準の使用量は、毒性試験から割り出される一日摂取許容量（ＡＤＩ値）を基に、日本人の各食品の摂取量を考慮して決められている数値です。

また、指定添加物には天然の食品成分と、天然にはないか、ほとんど存在しない化学合成品が含まれています。天然物でもありますが、指定添加物に分類される、ソルビトール、エタノール、グリセリン、クエン酸や乳酸、アルギン酸塩などの食品添加物には、天然に存在する物質ということもあり、成分規格は定められていますが添加量、つまり使用基準は定められていません。

一方で、指定添加物の天然物でも多量に摂取したり、一定の目的以外に使いますと、健康被害を起こす物質があります。例えば、ビタミン類は摂りすぎると健康被害を起こします。この種の物質は、添加できる対象の食品以外は使えないうえ、添加量の制限、つまり使用基準が設けられています。

しかし、日本の食品衛生法では、欧米の食品添加物に比べて、使用基準のある添加物が少ないのが現状です。こうしたことも、今後は国際的な整合性の中で使用基準が改正されていくものと思われます。

〈コラム〉

亜硝酸塩とハム・ソーセージ食文化

多くの食品添加物中で最も毒性の強いものは、肉製品などの発色に使われる亜硝酸ナトリウムで、半数致死量の LD_{50} は八五mg／kg・体重であり、劇物に分類されます。この LD_{50} は成人に換算すると四～五gになります。亜硝酸には還元性があり、酸化された成分を還元します。既に述べましたが、昔のヨーロッパでは、ハムやソーセージの調味に岩塩を使いますと、肉の色が鮮やかになることが知られていました。後にこの有効成分が亜硝酸ナトリウムであることがわかり、添加物として使われるようになりました。

亜硝酸ナトリウムの作用は、食肉やたらこに含まれる色素に作用して、褐色がかった肉や魚卵をピンク色にし、また色を安定化します。生のたらこは元来ピンク色ではありません。現在日本では、ハム類には亜硝酸に換算して製品一kg当たりで、七〇mg（七〇ppm）までの使用が許されていますが、実際の添加量はその半量程度になっています。

ヨーロッパの田舎を旅した人は、ハム類を冷蔵せずに店頭につるしたり、棚に並べたりして売っているのを見かけたことがあるでしょう（写真参照）。国際規格では亜硝酸ナトリウムの添加を、ハムでは亜硝酸として二〇〇ppm以下、製品への残存量を一二〇ppmまでとしています。このため冷蔵なしで、熟成させたハム類が売られます。

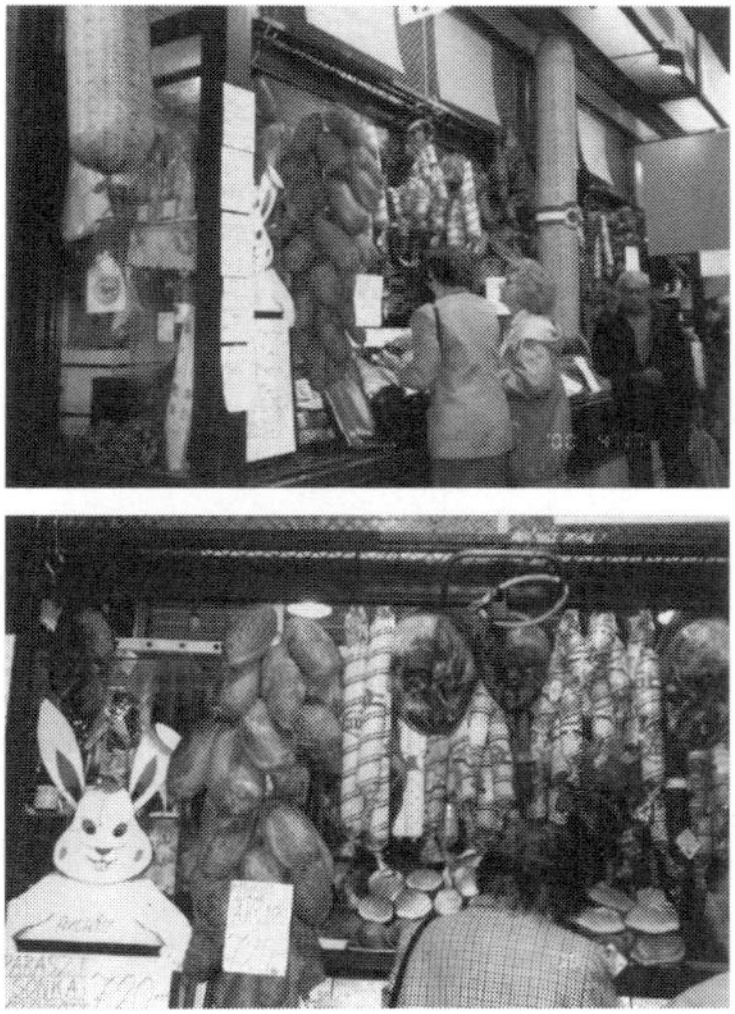

ハンガリー、ブダペストのハム屋

さらに生ハムでは、亜硝酸として五〇〇ppm（〇・〇五%）までの添加が許され、このため数カ月から数年もハムを熟成させることができます。ヨーロッパの生ハムが、国産品に比べてはるかに美味なのは、十分な熟成が可能なためです。ヨーロッパ産のハムは、そのままでは日本に輸出ができませんから、非関税障壁と見なされています。亜硝酸には、食品中の微生物増殖を抑える効果があり、食中毒の原因になるボツリヌス菌を抑制します。このことは、ヨーロッパでは冷蔵しないでハムが流通する理由でもあります。

〈亜硝酸ナトリウムについて一言〉

亜硝酸ナトリウムは肉に含まれるアミンと反応して、発がん性のニトロソ化合物をつくるとして嫌われます。しかしこの現象は、亜硝酸塩とアミンを試験管内で加熱して反応させた場合のことで、実際の食生活では、体内でこの反応が起きることは証明されていません。かつて亜硝酸塩不使用の茶色のハムが売られましたが、あまり食欲をそそられないうえに、抗菌性が弱いため早めの消費が必要でした。

発色剤としての亜硝酸塩の摂取より、野菜中に多量に含まれる硝酸カリが、体内に吸収されて亜硝酸塩に変化する量のほうが多いとされます。しかし、普通の野菜に発がんの危険性はありません。また試験管内の加熱反応では、還元剤であるビタミンCが亜硝酸と共存しますとニトロソ化合物ができませんので、肉製品には亜硝酸塩とビタミンCの併用が勧められています。ヨーロッパでは、普通の食生活であれば、ハムや生ハムが原因でがんになることは知られていません。同様な変質防止の作用が、ワインに添加される保存料の亜硫酸にもあります。亜硫酸も還元剤で、昔からワインの酸化や微生物汚染防止に使われていますが、それが発がんにつながることも知られていません。

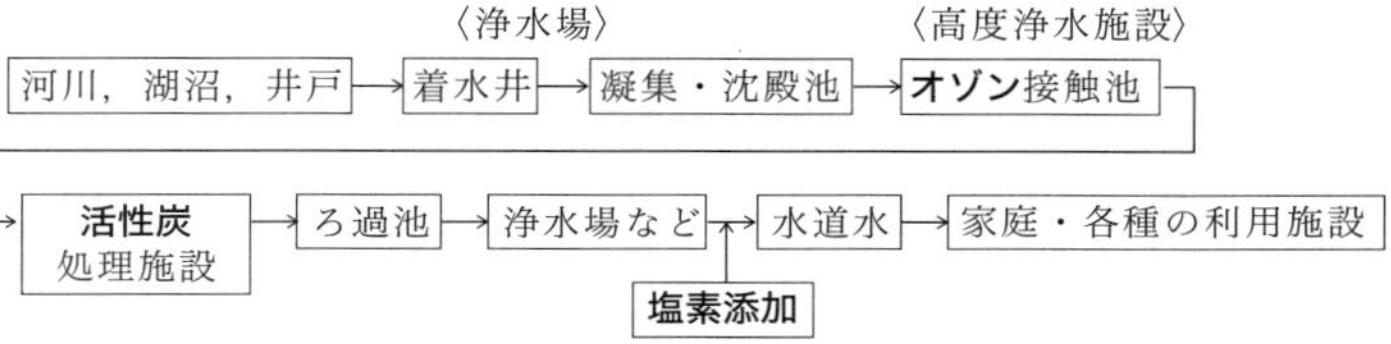

図2　水道水製造の流れ

1.6 製造工程で使われる食品添加物の例

次に、製造工程でどのように添加物が使われるのか、例えば、水道水、砂糖、食用油、小麦粉のような基礎原料の製造の流れ、図2〜4を見てみましょう。**太字**のところが食品添加物となります。

図2〜4のように、食品原料の製造には塩素剤、水酸化ナトリウムや石灰乳（水酸化カルシウム）、活性炭、活性白土など、幾つかの食品添加物が必要です。これらがなければ、食品には欠かせない砂糖や油脂も供給できないことになります。

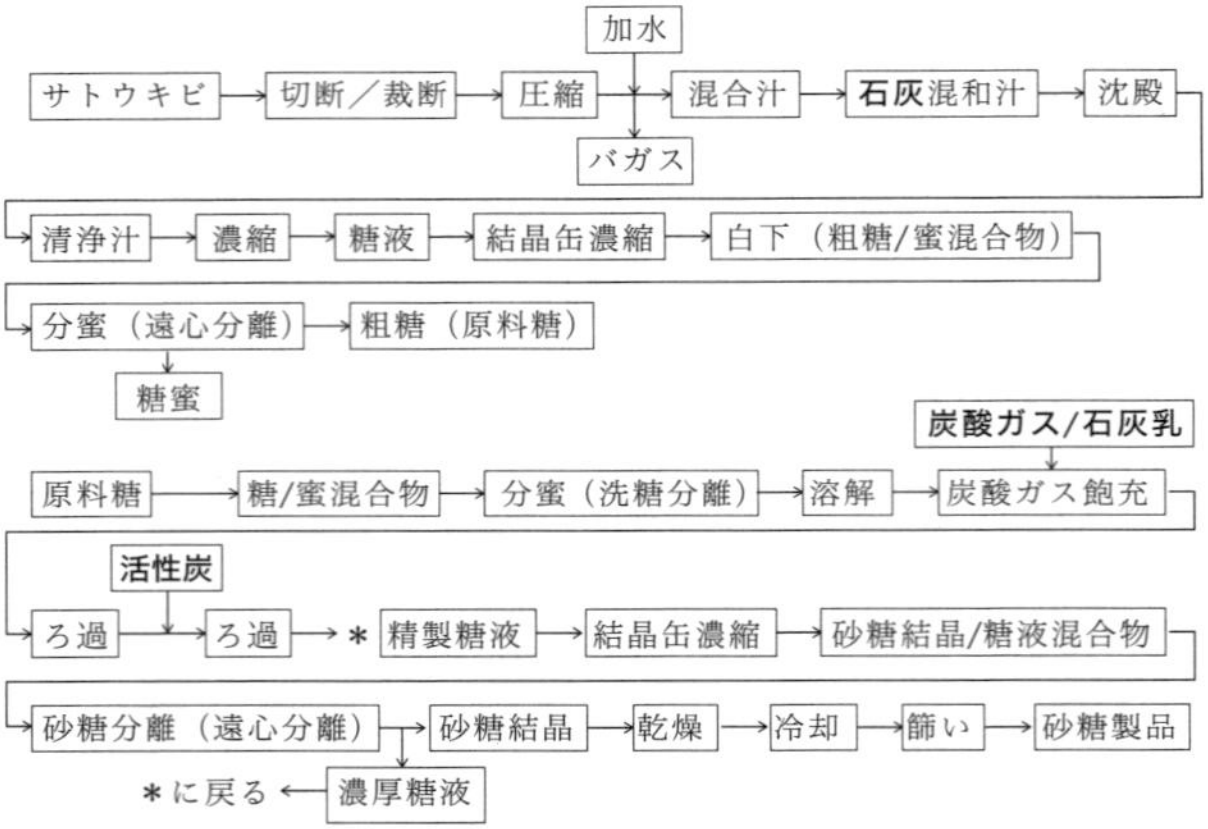

図3　砂糖製造の流れ

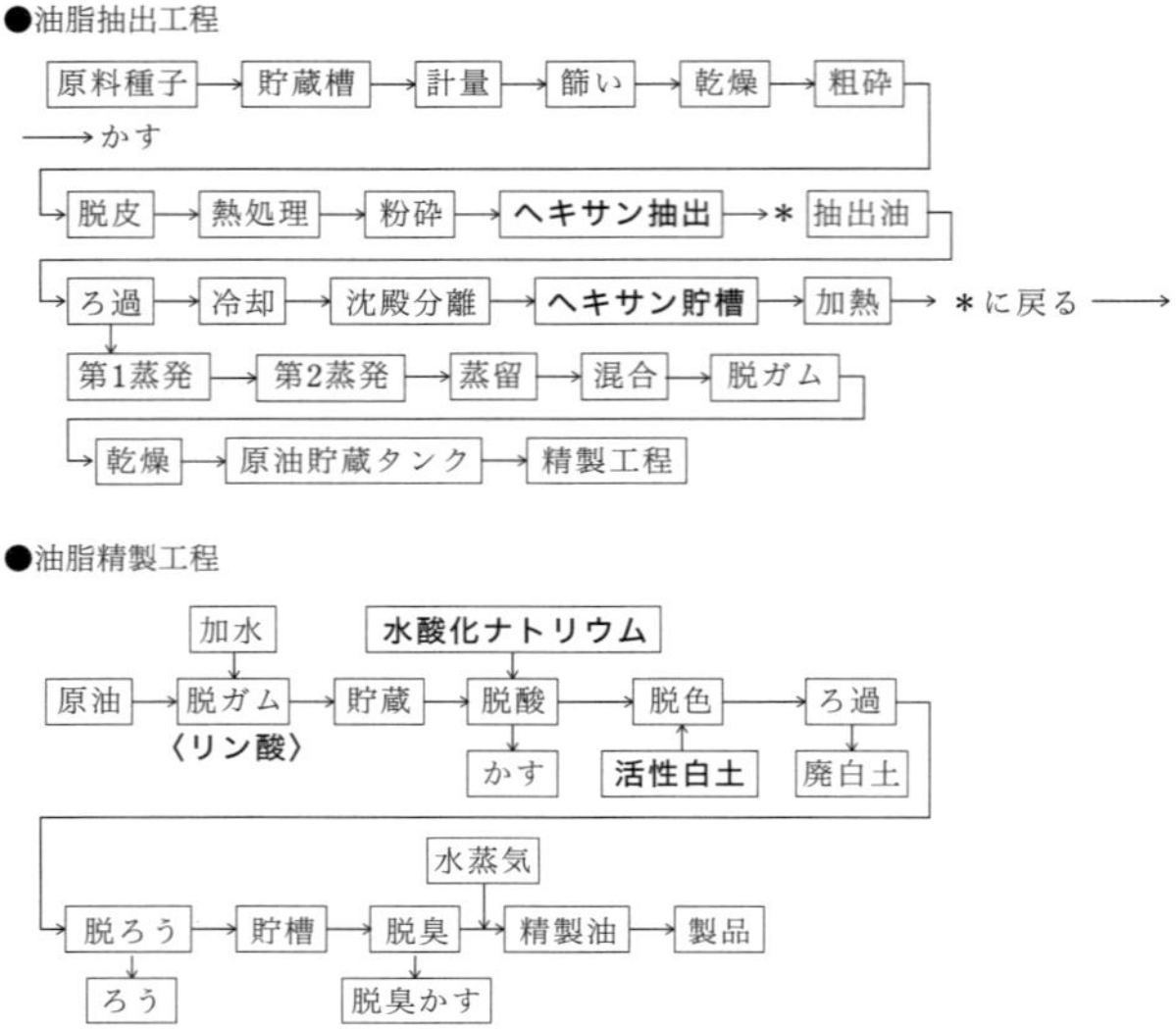

図4　植物油脂製造の流れ

1.7 生体に対して「安全」か「毒」かの判定を左右する物質の量

食品も化学物質の一種です。そして、量が度外視された議論の中では、一〇〇%安全という食品は存在しません。食品に限らずすべての化学物質は、摂りすぎれば健康被害が起きます。例えば、大部分の医薬品は一mg以下から数百mgなどと、僅かな量を摂ることで薬になりますが、多量に摂れば副作用によって中毒が起こり、時には死に至ります。

成人の食塩の最小必要量は一日に一・五gとされ、国連の世界保健機関(WHO)は一日の勧告摂取量を四gとしています。食塩の摂りすぎは高血圧の原因になりますが、一日に五g程度の摂取ならば、一生にわたって害作用はありません。日本人の平均的な食塩摂取量はかなり減りましたが、それでも一日一〇g程度とまだ多すぎます。ラーメン一杯には約六gの食塩が含まれています。

香辛料、調味料、酒類(アルコール)などを一度に摂りすぎれば、急性の健康被害が起こります。「にがり」は美容や便秘に効くとされ一時は流行しましたが、誤ってにがりの原液二〇〇mLを飲んだ女性が、意識不明の重体になりました。このように、飲食物では適量の摂取が重要です。すべての化学物質、つまり食品、飲料、医薬品が、栄養源であるか薬なのか、さらに毒になるかは、摂取量によって決まります。

では、食品添加物の摂取量はどのように決められているのでしょうか。次に、その手順を説明します。

各種の毒性試験

食品添加物の指定の際には、ネズミやイヌなどの動物実験や微生物、培養細胞などを用いた安全性評価、つまり毒性試験が行われます。毒性試験には、次のようなものがあります（東京都HPより）。

・二八日間反復投与毒性試験
　実験動物に二八日間繰り返し与えて生じる毒性を調べます。
・九〇日間反復投与毒性試験
　実験動物に九〇日間繰り返し与えて生じる毒性を調べます。
・一年間反復投与毒性試験
　実験動物に一年以上の長期間にわたって与えて生じる毒性を調べます。
・繁殖試験
　実験動物に二世代にわたって与え、生殖機能や新生仔の成育に及ぼす影響を調べます。
・催奇形性試験
　妊娠中の実験動物の母体に与え、胎仔の発生・発育に及ぼす影響を調べます。
・発がん性試験
　実験動物にほぼ一生涯にわたって与え、発がん性の有無を調べます。

・抗原性試験
実験動物でアレルギーの有無を調べます。
・変異原性試験
細胞の遺伝子や染色体への影響を調べます。
・一般薬理試験
薬理作用の試験では、例えば、中枢神経系や自律神経系に及ぼす影響や、消化酵素の活性を阻害して実験動物の成長を妨げる性質の有無などを調べます。

ある化学物質の一日摂取許容量（ADI: Acceptable Daily Intake）の決め方

こうした一連の毒性試験から、食品添加物の「安全性」を解説するときによく耳にする「一日摂取許容量（ADI値）」が決められます。このことについて、図5を用いてその決め方を説明します。

ADI値とは、「生涯にわたって毎日食べても危険のない食品添加物などの単位体重当たりの一日摂取量」で、WHOが一九八七年に定義したものです。

毒性試験では、ラットやマウスの群に一定期間、毎日強制的に化学物質を何段階かに分けて投与して、その影響を見ます。そして有害な影響が全く観察されなかった最大投与量を無作用量（NOAEL: No Observed Adverse Effect Level）といい、動物の体重kg当たりのmg数で表します。その数値にさらに安全を期すために1／100を乗じて一日摂取許容量（ADI）とします。

１／１００は安全係数であり、人と実験動物の種による差を１／10とし、感受性の個人差を１／10として両者を掛け合わせたものです（１／10×１／10＝１／１００）。

つまりＡＤＩ値とは、それを食べ続けても動物にまったく影響が出ない量の値をさらに１／１００にした値ということです。

食品添加物や残留農薬は、このＡＤＩ値以下の濃度で基準値が定められます。しかも農薬の場合、農作物によっては、さらに１／10から１／１００程度（最大無作用量の1/1,000～1/10,000）の量が定められています。したがって、残留農薬が規制値をある程度超える食品があっても、長期間食べ続けなければ被害は起こりません。

医薬品は無作用量以下の服用では効果が現れませんので、作用域の中の適切な量を摂る必要があり、摂りすぎれば副作用が現れて中毒を起こします。同

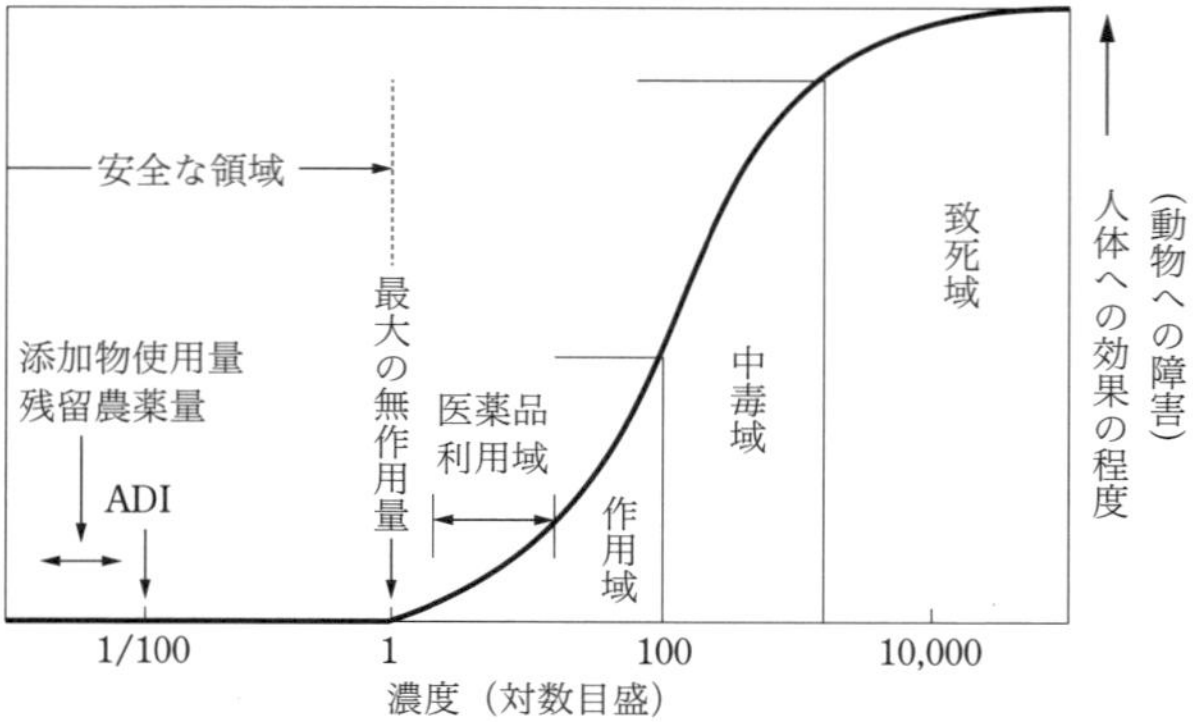

図５　ある化学物質の１日摂取許容量（ADI）の定め方、濃度と毒性の関係

ADI ＝ 最大無作用量（NOAEL）× 1/10 × 1/10

様に食品中の残留農薬が規制値以下であれば、その毒性は発揮されませんので、安全性は問題になりません。

〈コラム〉

天然でも人工でも、ほどほどに

天然の食品関連物質なら安全であり、合成された食品添加物は安全でないという考え方があります。食品については人類や民族の長い食の歴史のなかで、危険なものは避けるか、何とか工夫して食べられるようにしてきました。

しかし、天然の食品にも発がん性があったり、有害物質を含むものがあり、それらは十分に解明されていません。また本文中でも述べたとおり、一般的に化学物質や食べ物が栄養物であるか毒であるかは、食べる量で決まります。

他方、発がん性物質のなかで最初の引き金となる物質（イニシエーター）の作用は、大変微量でも起こります。その代表例にはカビ毒のマイコトキシン、特にアフラトキシンがあります。近年の輸入食品の検査で、アメリカ産のトウモロコシ、オーストラリア産の小麦、輸入ピーナッツから、アフラトキシンが検出され輸入がストップされました。アフラトキシン以外のカビ毒も、熱帯から温帯まで、広く発生するので油断できません。日本では中毒例が少ないのですが、米や餅などの穀物製品にカビが生え、胞子（色）がついたら排除すべきで、カビ毒には十分な注意が必要です。

キノコのアガリスクはがんを防ぐ効果があるとされて、健康食品として宣伝されました。しかし、某社のアガリスク製品を多量に与えますと、ネズミの発がんを促進することがわかり、厚労省はその製品の販売を禁止しました。人が好んで食べる野生のキノコでも、種類を間違えると重大な食中毒を起こすことがあります。

〈コラム〉

アメリカのＧＲＡＳ（一般に安全と見なされる）物質

アメリカの食品添加物行政は、保健省の食品医薬品庁（ＦＤＡ）が管掌し、食品添加物と動物飼料は食品に分類されます。食品添加物の範囲は広く、食塩や砂糖、香辛料などの食品に添加される多くの物質を含み、その数は約一、六〇〇品目になります。しかし、日本式の定義による食品添加物の数は日本の八一四品目より少なく、香料を除きますと、合成品と天然物由来の品目が五八〇程度であり、このうち約半分がＧＲＡＳ（グラス）指定になっています。ＧＲＡＳとはGenerally Recognized As Safe「一般に安全と見なされる」の略号です。ＧＲＡＳに指定された食品添加物については、食品製造業者は優良製造規範（ＧＭＰ）を遵守していれば、その物質の使用目的を満足する範囲で自由に使うことができます。なお、日本では使用制限のある保存料のソルビン酸や安息香酸は、アメリカではＧＲＡＳに指定されています。

ＧＲＡＳ以外の食品添加物は、添加量制限とＡＤＩ値によって、使用量が規制されます。なお、アメリカではＧＲＡＳであっても、日本で許可されていない食品添加物は多く、乳化剤の脂肪酸石けんなど約六〇種があります。

ＥＵでも多くの食品添加物に使用量制限があります。日本では一般食品の製造にＧＭＰ制度が行われず、添加量制限のない食品添加物が多いのが特徴です。ＧＲＡＳ以外の多くの食品添加物に使用制限があることは重要です。その理由は、使用制限のない特定の食品添加物を、食品に大量に用いることが法律上可能であるからです。このような欧米の制度は見習うべきと思います。WHOの食品添加物リストや、EUの食品添加物と比べても、日本の制度にはまだ改善すべき課題が残されています。

1.8 実際の食品添加物摂取量、一人一日摂取量

前項では、食品添加物の一日摂取許容量について示しました。国連の世界保健機関（WHO）によって、多くの食品添加物に一日摂取許容量（ADI）が定められ公表されていますが、問題は定められた食品添加物のADIに対して、実際に人がどれだけの量を摂取しているかです。

一人一日摂取量を調べるには、次の四種の方法があります。

① 食品添加物の生産量から計算
② 食品添加物の加工食品への使用量から計算
③ 食品添加物に許可された最大使用量から計算
④ 実際に市販品を買い集めて含有量を分析して計算

①〜③までの方法は、①では食品添加物は化粧品など食品以外にも使われ、②には輸入食品が含まれず、③では使用限度の定めがなかったり使用限度以下の利用がある、などの理由で現実的では

ありません。そこで、④の方法で実態調査が行われました。

④の方法は三五〇種もある指定添加物のそれぞれを、一人一日当たりどれだけ摂取しているかの実態調査です。この研究は容易なものではなく、準備研究だけで一〇年の歳月を要しました。本格的な調査研究は一九八二年からで、全国一二カ所の衛生研究所が協力して行った「マーケットバスケット方式」と呼ばれるものでした。

マーケットバスケット方式の採用

「マーケットバスケット方式」の手法では、先ず国民栄養調査、内閣府の家計調査、食品の生産量統計その他のデータを基に、日本人が平均して毎日食べる食品の種類と量を決めます。そしてそれらの食品を実際にスーパーなどで買い求め、各食品群ごとの食品添加物含有量を分析で求める方法です。

二〇〇〇年十二月に発表された「マーケットバスケット方式による年齢層別食品添加物の一日摂取量の調査」では、二四六種類の食品のリストが作成され、年齢階層別（一～六歳（幼児）、七～一四歳（学童）、一五～一九歳（青年）、二〇～六四歳（成人）、六五歳以上（高齢者））の一日当たりの食品別平均喫食量を算出して、実際に全国九カ所で食品を購入し一〇〇種類の化合物（食品添加物の種類として延べ二八一品目）の食品添加物の濃度を求めて、各年齢階層の摂取量を算出しています。

マーケットバスケット方式は世界的にも優れた研究方法として賞賛され、海外でも行われるようになりました。現在、この方式による食品添加物摂取量の推定は、アメリカなどでも採用されています。

生鮮食品中に添加物と同一物質が含まれる場合

例えば、合成甘味料のサッカリンは天然の食品に含まれません。元々食品に含まれていない純合成品の食品添加物の摂取量推定は、食品を分析すれば計算が可能です。しかし、元来食品に含まれる物質で、食品添加物と同一の物質は少なくありません。

甘味料についてみますと、ブドウ糖からつくられるソルビトールでは、添加物由来と天然由来の量はほぼ同量で、多糖類のマンナンを構成するマンニトールでは、天然由来のものが添加物よりかなり多量です。

着色料に関しては、元々食品に含まれるベータカロテンや葉緑素の量は、添加物としての使用量の数倍もあります。保存料では、安息香酸やプロピオン酸が天然食品に含まれます。特に安息香酸はチーズ、ヨーグルトに含まれ、ベリー類には〇・一%含むものがあります。糊料のアルギン酸塩はワカメやコンブに多く、その摂取量は添加物由来の量の二倍以上もあります。

さらに食品添加物より天然由来の量が多い例は、野菜・果物のビタミンC、ビタミンEとミネラル類、発色剤の硝酸塩と亜硝酸塩、酸味料のクエン酸、リンゴ酸、酢酸、調味料のアミノ酸や核酸などです。

乳化剤のモノグリセリドや、品質改良剤のリン酸塩は動植物中に常に含まれ、添加物に由来するよりはるかに多量です。そこで本来は、これらの天然物起源の物質量は、加工食品中の食品添加物量と区別する必要があります。しかし、ある物質がどちらにどれだけ由来するかは分析できません。

一日摂取量と一日摂取許容量（ＡＤＩ）との比較

こうしたマーケットバスケット方式で求めた、近年の食品添加物の一日摂取量データを一日摂取許容量（ＡＤＩ）値と比較した結果があります。八三の食品添加物中で摂取量がのＡＤＩ値の一％（１／１００）を超えたものは一一例、五％を超えたものは四例、硝酸塩を除くとすべての添加物はＡＤＩ値の一〇％以下でした。そして、全体の八七％がＡＤＩ値の一％以下でした。

例えば、合成甘味料のアスパルテームの摂取はＡＤＩ値の〇・三％で、保存料のソルビン酸はＡＤＩ値の一％程度です。硝酸塩は野菜類中に多量に含まれますので、添加物に由来する量は僅かになります。

食品添加物の一日摂取量

一九八二年から九一年までの間に三回行われた調査の結果から、化学合成された食品添加物の摂取量は、一人一日九八mg程度と推定されました。この量は一年間で約三六gの摂取になります。これらの化学合成品のADI値は、色素のようにごく微量なものから使用量の基準がないものまでを含みます。

同じく三回のマーケットバスケット方式による調査で、食品添加物由来と天然食品由来の同一物質の合計は、一日九・二〜九・七gになっています。一九八五年から八九年の調査結果で、食品添加物を差し引いた天然物由来物質の摂取量は、一日六・九〜八・四gという推定があります。両者の差、一日二g前後が食品添加物に由来することになり、その摂取量は年間最大でも一kg以下になります。

天然の食品中にも含まれる添加物と同一の物質は、甘味料、調味料、ビタミン・ミネラル類、酸味料、増粘安定剤などに属します。これらは発酵法で製造されたり、天然物からの抽出や精製でつくられるものが主で、安全性の点で問題になりにくい物質です。

マーケットバスケット方式の調査は表6に示すように、二〇〇一年を除き、二〇〇〇年から二〇一二年まで、対象を決めて毎年行われています。

これまで実施した調査結果では、安全性上問題ないことが確認されていますが、仮に安全性が問題となるような結果が明らかとなった場合には、食品添加物の基準を改正するなど必要な措置を講じることとされています。

表7に厚生労働省のホームページから、二〇一三年に行われた「酸化防止剤」と「防かび剤」の調査の一部を紹介します。

総トコフェロールを除くとどの食品添加物も一日摂取許容量と比較して〇・一%にも満たない数値です。こうした数値だけから見ても、ほとんど健康には影響がないと思われる数値です。同省のホームページでは、上述した調査の数値を見ることができます。また「結果及び考察」では、「これらの添加物については安全性上、特段の問題はない」としています。

余談ですが、人間の一生の間（八〇年として）、米・肉・野菜・乳製品などの純食料を四〇トン食べると推定してみます（国民一人・一年当たり供給純食料四七四kg、農林水産省平成二十一年度の数値。約五〇〇kgと換算）。食品添加物は先に説明したとおり、天然食品由来の同一物質を差し引くと一日約二gの摂取ですから、多めに見積もって年間一kg程度食べられていると推定されます。そうすると八〇年食べると八〇kgです。一生食べる食物全体量四〇トン（四万

表6　マーケットバスケット方式による食品添加物摂取量の調査

2000年	サッカリンナトリウム、キシリトール、硝酸塩
2002年	甘味料
2003年	保存料、着色料
2004年	酸化防止剤、防かび剤、プロピレングリコール、リン酸化合物
2005年	栄養強化剤、乳化剤
2006年	甘味料
2007年	保存料、着色料
2008年	酸化防止剤、防かび剤、プロピレングリコール、リン酸化合物
2009年	保存料、着色料、甘味料、プロピレングリコール、リン酸化合物
2010年	保存料、着色料、甘味料、プロピレングリコール、リン酸化合物
2011年	甘味料
2012年	保存料、着色料
2013年	酸化防止剤、防かび剤、プロピレングリコール、リン酸化合物
2014年	保存料、着色料、甘味料、プロピレングリコール、リン酸化合物
2015年	甘味料

表 7 マーケットバスケット方式による酸化防止剤、防かび剤等の摂取量調査結果

〈1 日摂取許容量との比較（20 歳以上）2013 年（抜粋）〉

食品添加物名		一日摂取量 (mg/人/日)	ADI (mg/kg 体重/日)	対 ADI 比*1 (%)
酸化防止剤	エチレンジアミン四酢酸塩	—*2	0–2.5 *3	0.00
	エリソルビン酸	0.2	特定しない*4	—*5
	アスコルビン酸	76.7	特定しない*4	—*5
	ジブチルヒドロキシトルエン	0.008	0–0.3	0.04
	ブチルヒドロキシアニソール	—*2	0–0.5	0.00
	没食子酸プロピル	—*2	0–1.4	0.00
	総トコフェロール	5.35 *6	0.15–2 *7	4.57
防かび剤	イマザリル	0.00001	0.03	0.0005
	オルトフェニルフェノール	—	0–0.4	0.00
	ジフェニル	—	0–0.05	0.00
	チアベンダゾール	0.000003	0.–0.1	0.00005
	フルジオキソニル	—	0.33	0.00

*1：対 ADI 比（%）＝ 1 日摂取量（mg/人/日）/20 歳以上の平均体重（58.6 kg）/1 日摂取許容量（mg/kg 体重/日）× 100

*2：混合群試料中の含有量が定量下限未満であったため摂取量が 0 mg となるもの

*3：エチレンジアミン四酢酸カルシウム二ナトリウムとして

*4：JECFA において ADI を特定しないと評価

*5：JECFA において ADI を特定しないと評価されているため、値を求められないもの

*6：α 体以外のトコフェロールをそれぞれの力価に従い α 体に換算した総トコフェロールの 1 日摂取量

*7：*dl*-α-トコフェロール及び *d*-α-トコフェロール濃縮物の Group ADI

kg）からすると、〇・二％程度です。また、八〇kgを単純に指定・既存食品添加物約八〇〇種類として割ると、一つの食品添加物について、一生の間に食べる量は一〇〇gで、一年間に直すと一・二五gであり、一日に直すと〇・〇〇三五ｇ（三・五mg）です。この数字は全体からみたものの考え方、捉え方というほどの意味にとらえていただくとよいかもしれません。

ただ、量の問題からいうと、食品添加物よりも、全体で四〇トンの九九・八％を占める食品という化学物質から体が受ける影響のほうが、はるかに大きいということもいえます。

さらに、ある食品添加物の摂取量をＡＤＩ値以下にするために、食品への使用基準は四種の制限を組み合わせて、一定範囲内に収めています。それらは、①使える食品の種類の制限、②使用量の制限、③使用目的の制限、④使用方法の制限、です。

ＡＤＩ値が定められた食品添加物を含む食品を特に多量に食べますと、その添加物のＡＤＩを超える可能性があります。それを防止するには、まず国民栄養調査によって、特定の添加物を用いる各食品の摂取量を求めます。次に、その食品添加物の合計量がＡＤＩ値以下になるように、食品への使用限度（使用基準）を定めます。

例えば、保存料のソルビン酸とソルビン酸カリウムの場合、それらの合計量で、水産練り製品や食肉製品にＡＤＩ値の〇・二％以下、あんこ、漬け物、ジャム、煮豆にＡＤＩ値の〇・一％以下と定めています（以上は①と②の制限）。他の保存料と併用するときは、それらの濃度の合計量が、ソルビン酸の単独使用の場合の量以下であることが必要です。なお前述しましたが、ソルビン酸はアメリカではGRAS指定され使用量制限がありません。

酸化防止剤のジブチルヒドロキシトルエン（BHT）は、油脂、バター、魚のひものにADI値の〇・〇二％以下の添加にするよう求められています。しかし、他の酸化防止剤、例えば、ブチルヒドロキシアニソール（BHA）と併用するときは、合計量でADI値の〇・〇二％以下に制限されています。

〈コラム〉

自然物から摂る「食品添加物」？

食品添加物忌避の原因には、食品添加物は食品ではなく、天然に存在しない化学合成品であるから危険であるとの誤解があります。しかし実際は、化学合成された食品添加物で、天然に存在しないものは六五種で、多数の合成添加物と同一物質が天然の食品中に含まれます。例えば、清酒には二五〇種以上の天然の化学物質が含まれ、それらのかなりの部分は食品添加物と共通です。

リンゴやブドウなどの化学成分は、三〇〇〜四〇〇種も知られており、各種有機酸（酸味料）、アセトアルデヒド（香料の成分）、安息香酸やプロピオン酸（保存料）などを含みます。これらの含有量は、多いものでは一％近くにもなります。嫌われる保存料のソルビン酸は、バラ科のナナカマドの若い果実に含まれます。野菜や果物に含まれる天然物には、甘味のあるソルビトールやマンニトール、クエン酸など、含有量が食品添加物の添加量を超えるものが数多くあります。

無機物の硝酸塩は、添加物由来の量よりもはるかに多い量が野菜や海藻に含まれ、食品一kg当たりで数gに達するものがあります。過酸化水素は発がん性があるとして、それを添加した食品への残留は許されませんが、天然に過酸化水素を含む食品があります。それらをppmの単位（kg当たりのmg数）で示しますと、ピーナッツに三ppm、シイタケ七ppm、茶には三〇ppm程度が含まれ、インスタントコーヒーでは三七〇ppm（〇・〇三七％）に達するものがありました。リン酸塩は骨を弱くするとして嫌われますが、これは必須の栄養成分で、食品一kg当たりで、ゴボウでは三・三g、牛乳一・二g、魚介類は数g、アズキには一・五gなどと、ほとんどの食品に含まれます。これらも食品添加物に由来する量よりはるかに多い量になります。

1.9　国際的整合性を求められる食品添加物（FAO／WHOとJECFA）

戦後、国と国との貿易も盛んとなり、食品の安全性という共通の目的のために食品添加物の規格や安全性は、国際連合の食糧農業機関（FAO）と世界保健機関（WHO）で国際的に評価しようということになりました。そこで、FAO／WHOの合同の食品添加物専門部会（FAO/WHO Joint Expert Committee on Food and Additive：JECFA　第一回会合は一九五六年）が作られ、毎年専門家が集まってデータに基づいた検討がなされています。ADI値などもそこで決められます。

また、一九六二年には、消費者の健康と公正な食品貿易の維持のため、国際的な食品規格の統一を目的にして、FAOとWHOが合同で国際食品規格委員会（Codex Alimentarius Commission）を設立しました。この委員会は各加盟国の意見を調整して規格を設定しますが、その内容は一般規格(食品表示、食品添加物、残留農薬、食品照射)、個別食品規格、衛生規範、分析法、GMPなど多岐にわたっています。

二〇一六年七月に、一八七カ国、一機関(EU)になり、日本の加盟は一九六六年です。食品添加物の直接の担当はコーデックス食品添加物部会(CCFA)で、その目的は、世界中に流通している食品を対象に「食品添加物についての一般規格〈Codex General Standard for Food Additives: GSFA〉」を作成し、その安全性評価の質の統一を図ろうとしています。

食品添加物のリスク評価はJECFAが担当し、使用基準作成などはCCFAが行っています。コーデックスの一般規格(GSFA)に新規添加物を収載してもらうには、CCFAに申請し、新規添加物についてのデータをJECFAに提出し、その審査を経て登録番号をもらうという仕組みです。

日本での、新規の食品添加物の申請も、図1(18頁)に示されているように、食品安全委員会の検討を経て、厚生労働省の薬事・食品衛生審議会へ諮問されると同時に、世界貿易機関(World Trade Organization: WTO)にも通報されます。そこでは貿易において不当な非関税障壁とならないかどうかをチェックされ、その時の判断基準がコーデックス規格ということになります。

食品添加物の規格は各国である程度違っているので、食品の安全性を前提に、それが貿易障害とならないように、これからは、食品添加物の各国の違いを越えて統一化がますます進むものと思われます。

こうして国際化が進む食品添加物の世界ですが、海外から日本の状況をみると、優れたところもありますが、改善を要するところもあります。その改善の一番大きな部分が、ややもすると消費者に「食品添加物」が、「必要悪」とみられていることです。この点について、日本の食品添加物のたどってきた歴史などを私なりに理解しているところを織り交ぜて述べたいと思います。

2. 食品添加物が消費者に嫌われることになった経緯

2.1 食品添加物の受け止め方

資料は少し古いのですが、日本では次の図6、図7に示される内容が、一般消費者や特に主婦の食品添加物への考え方といえましょう。多くの調査から、この傾向は現在でも大きく変わっていません。食品の安全性確保が専門の食品衛生監視員で食品添加物を「必要」と思う人が三四％、一般市民では「不要」「おおむね不要」を合わせると六〇％を超えました。そして、多くの主婦は発がんの最大原因は食品添加物と考えています。しかもこのことは日本だけの特殊な事情です。どの国の消費者も食品添加物は少ない方がよいと考えていますが、それらが発がんの原因との誤解はあり

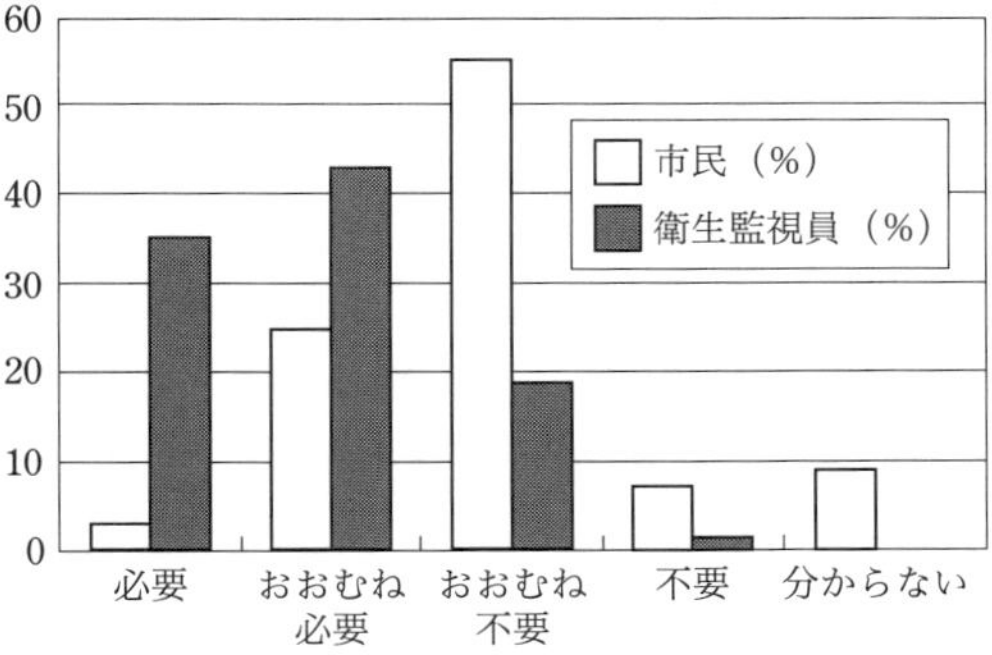

図 6 食品添加物の必要性について
食品衛生研究、41(10)、1992 より

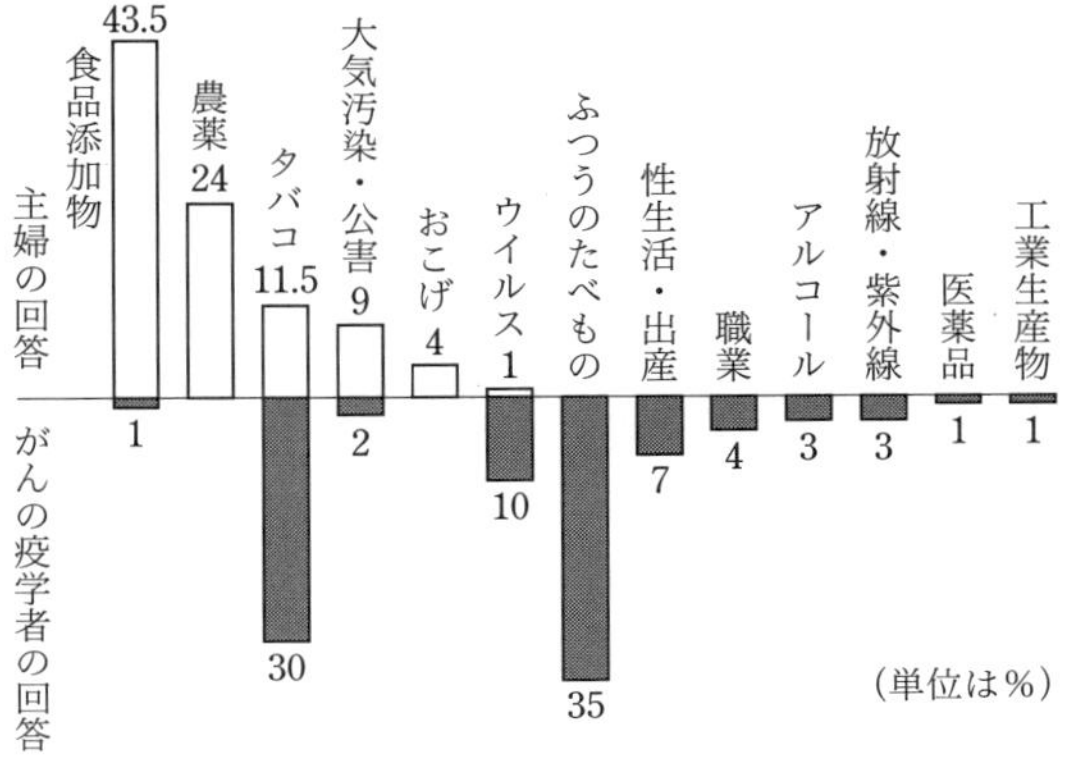

図 7 がんの原因についての主婦とがんの疫学者の考え
1990　黒木登志夫　暮らしの手帳調査

ません。

食品添加物、特に合成化学物質に対するこうした消費者の見方は、戦後からの食品に関わる歴史や食生活の変化にその原因の一端があると思います。

2.2　戦後の食品衛生のはじまり

一九四五年（昭和二十年）の敗戦前後のしばらくの間、加工食品にはかなり危険なものがありました。食品の不正と衛生の取り締まりは警察（内務省）の仕事でしたが、悪徳商人は絶えることがなく、安全性を欠いた種々の物質が不当な利益のために食品に混入されました。こうした状況に歯止めをかけるため、一九四八年（昭和二十三年）に食品衛生法は制定されました。

しかし、今日の水準から考えれば、人員も検査機器も不足し、制度的にも未熟な時期でした。ただ、食品添加物については、明治以来のネガティブリスト制（使ってはいけない禁止リスト）を廃し、使ってもよいポジティブリスト制を導入しました。ポジティブリスト制は、新規に登録するときには必ず安全性の確認がされるため、ネガティブリスト制より優れており、日本の同制度の導入は米国より一〇年早く、現在の先進国ではみなこのポジティブリスト制度を導入しています。

しかし、今日の食品衛生の体系、食品添加物制度にたどり着くまでには、幾多の困難を潜り抜けねばなりませんでした。

〈コラム〉

イギリスでの歴史的な、保存料と着色料の被害

危険な食品の流通は、早くから文明が発達した欧米で始まりました。一九世紀のイギリスはビクトリア朝時代の黄金期でしたが、産業革命でロンドンなどの都市人口が一気に三倍になりました。過去には自家製や地産地消であった食品は、市外の生産者から馬車などで運ばれ、食品の供給と食品の日持ち延長が大問題になりました。食品加工業が発達しましたが、なにしろ冷蔵庫がなかった時代です。このため地方から輸送される牛乳や牛肉などの生鮮食品に、毒物を含めて当時考えられた種々の化学物質が使われました。十九世紀の前半までは細菌の存在が知られておらず、化学物質による中毒より、病原菌による中毒死のほうが多かった時代でした。当時は有害な不正食品を取り締まる法律はなく、リスクは買い手の負担でした。

十九世紀中頃には化学物質による食品保存の研究が進み、種々の保存料が食品に用いられました。牛乳へのホルマリン添加をはじめ、腐敗しやすい食肉など種々の食品に、ホウ酸、サリチル酸、ホルマリン、安息香酸などが添加されました。ホウ酸は無味無臭ですから添加は容易でした。ワインの保存料としては、有毒な酸化鉛が古くから使われました。さらに食用色素の分野では、食品を新鮮にみせかけたり、高品質に偽るために種々の染料や顔料が用いられました。赤いアゾ色素はトウガラシに、鉛丹は朱色に用いられ、銅の化合物は茶やエンドウ豆を緑にしました。この種の着色された菓子で子供の食中毒が絶えず、また後にはアゾ色素に発がん性が認められました。

他国に比べて自由放任主義が続いたイギリスでは、政府の取り締まりが緩く、特に有害な保存料や着色料による食品の不正が数多く発生しました。しかし、この種の食品不正を取り締まる法律は

ありませんでした。十九世紀の後半に入りますと、医師のＡ・ハッサールなどによる多数の不正食品の告発が行われ、一八六〇年には食品の不正を禁止する法律が制定されました。

アメリカＦＤＡ初代長官の不正食品摘発

イギリスに遅れて、十九世紀末のアメリカでも、マーガリンによる偽バターや、蜂蜜、香辛料、酒類、紅茶、コーヒーの偽物などが横行しました。後に食品医薬品庁（ＦＤＡ）の初代長官になった、医師で化学者であったＨ・Ｗ・ワイリーは、これらの不正食品の摘発に挑みました。当時のアメリカでは、数多くの有害な防腐剤や色素が使われ、種々の防腐処理を行った牛肉などが社会問題になっていました。

アメリカでもイギリスと同様に、防腐剤としてホウ酸その他が多用されました。ワイリーはこれらの防腐剤が有害であると確信し、一九〇二年に、志願した農務省の青年一二人による実験を行いました。ホウ酸をカプセルで与えられた被験者は体重が減少し、実験は中止されました。同様に安息香酸の多量摂取の実験では、最後まで続けられたのは三名で、他の被験者は胃腸障害で実験を続けられませんでした。

これらの実験はワシントンポストなどの新聞で詳しく取り上げられ、有害な保存料の実態が世の中に知れ渡りました。一九〇六年にテオドル・ルーズベルト大統領の下で、「純正食品医薬品法」が成立し、ワイリーは食品医薬品庁（ＦＤＡ）の初代長官に就任しました。

安息香酸は生物体内に含まれ、現在も食品添加物に指定されており、規制値以下の利用では安全性の高い物質です。二十世紀の初めまでは、すべてのトマトケチャップに安息香酸が使われていました。ところが、ハインツ社は酢酸と砂糖を増量することで、安息香酸なしでも防腐できるケチャップの処方を開発し、保存料無添加をセールスポイントにして大成功しました。

イギリスとアメリカでの、過去の食品不正事件や食品添加物などの歴史に関しては、ビー・ウィルソンの『食品詐欺の暗黒史（日本訳：食品偽装の歴史、白水社）』に詳細が述べられています。消費者が保存料と着色料を特に忌避する原因には、上記のように世界的に蔓延した多くの中毒事件の記憶が、現在までも続いているためであろうと思われます。

2.3 一九五〇—七〇年代の日本における食品公害の影響

日本で食品添加物や残留農薬などが「嫌われる」というより「恐ろしい」と思われた背景には、幾つかの事件が関係していると思われます。次の表8に戦後から七〇年代にかけて、特に大きな食品公害や中毒事件、食の安全に対する考え方に影響を与えたと思われる出来事を示しました。

これらの事件の中で、認可された食品添加物が原因の事件はありません。しかし、食品を通して有毒な化学物質が体内に入り込み、病を発症したという事実が、化学物質に対して必要以上の恐怖感を国民に与えたことは否めないと思われます。

食品の汚染（いわゆる食品公害）は、食品中に何らかの原因で有毒物質や病原菌が入り込むことをいいます。熊本県では、チッソ水俣工場廃液に含まれた有機水銀による水俣湾の汚染が魚介類に蓄

表8　食の安全に影響を与えた主な出来事

1955年 (昭和30年)	森永ヒ素ミルク事件、発生後死者131人、被害者12,159人
1956年 (昭和31年)	水俣病が公的に確認される (有機水銀による中毒：チッソ水俣工場)
1964年 (昭和39年)	レイチェル カーソン：「沈黙の春」邦訳出版
1965年 (昭和40年)	新潟水俣病公式確認 (有機水銀による中毒：昭和電工鹿瀬工場)
1967年 (昭和42年)	公害対策基本法制定
1968年 (昭和43年)	消費者基本法制定
1968年 (昭和43年)	カネミ油症事件、ポリ塩化ビフェニール（PCB）中毒
1968年 (昭和43年)	イタイイタイ病の被害に対する損害賠償請求裁判始まる (カドミウムによる腎性骨軟化症：三井金属工業　神岡鉱業所)
1969年 (昭和44年)	人工甘味料チクロ（サイクラミン酸ナトリウム）使用禁止 消費者保護法制定
1973年 (昭和48年)	公害健康被害の補償等に関する法律制定
1974年 (昭和49年)	防腐剤AF-2使用禁止
1974年 (昭和49年)	有吉佐和子の小説『複合汚染』朝日新聞に連載

積され、それを食べた住民に運動失調、言語障害、視野狭窄などの症状が出ました。当時の西日本新聞は「死者や発狂者出る　水俣に伝染病の奇病」というタイトルで報道しています。行政に公式認定された患者数は二〇〇六年（平成十八年）に二、二六五人とされました。しかし、水俣病の病状がある人の総数は二万～三万人とされています。

新潟でも昭和電工鹿瀬工場の廃液による新潟水俣病が発生し、富山では岐阜県神岡町の鉛・亜鉛の採掘と製錬をしていた三井金属鉱業の鉱滓から流れ出たカドミウムによって、下流の神通川流域で、それが原因となるイタイイタイ病が発生しました。

いずれも重金属が魚介類に蓄積され、人間がそれを食べつづけて発症したものです。こうした食品に有害物質が含まれている場合、食品衛生法では販売してはいけないのですが、水俣病に関して言えば、一九五七年当時、厚生省は水俣湾内の魚介類が奇病（水俣病）の発病と関係しているとの認識を持っていたと思いますが、食品衛生法を適用していません。

食品衛生法第六条には、「販売等を禁止される食品及び添加物」で「有毒な、若しくは有害な物質が含まれ、若しくは付着し、又はこれらの疑いがあるもの」としています。

そして、一九六九年にチッソを相手取った損害賠償請求が熊本地方裁判所で始まります。それに先立つ一九六七年に、昭和電工を相手取った新潟水俣病裁判が新潟地方裁判所で開始され、一九六八年には三井金属鉱業を相手取って、イタイイタイ病裁判が富山地方裁判所でそれぞれ開始されます。

こうした裁判の過程で、企業、行政、企業側証人に立った学者らの証言が新聞等で市民の知るところとなり、結果として「化学物質の安全性」ということも含めて、「企業は信用できない」という強烈な印象を国民に植え付けたのではないかと思います。

公害の原因物質となった水銀、カドミウムという重金属は、食品添加物とは全く関わり合いのないものなのですが、「森永ヒ素ミルク事件」と時代的にも重なり、「化学物質」＝「危険」という社会の大きな渦に巻き込まれてしまいました。

水俣病、新潟水俣病、富山イタイイタイ病に四日市の大気汚染に起因する四日市喘息を加え、日本の四大公害病に対して、一九六七年、公害対策基本法が制定されました。

2.4　戦後の二大食品事件の影響

森永乳業ヒ素ミルク事件（一九五五年）

一九五五年（昭和三十年）の森永乳業が起こしたヒ素ミルク事件は、同社の徳島工場で、工業用の粗悪なリン酸塩を用いたことが原因でした。これは食品添加物リストにないものでした。

当時の酪農業では搾った牛乳の冷却装置がなかったため、夏場は生産した牛乳を低温に保つことが難しく、井戸水を使った冷却などが行われました。そのため、一g中に数百万個の細菌を含むような原料乳が多く、乳製品の製造では、牛乳の凝集などを防ぐ安定剤としてリン酸塩が用いられました。

ヒ素ミルク中毒は、用いたリン酸塩が不純な工業製品で多量のヒ素を含んでいたために起きた事件でした。主に西日本を中心にして、被害は死者一三一人、中毒被害者一二、一五九人とされましたが、実際にはその数倍といわれます。多くの親は子供の障害を隠すためにそれを届け出ず、自分を責め続けたといわれます。現在ならば会社がつぶれるような事件でしたが、一九六三年に責任者は無罪の判決を受けました。水俣病事件にも見られるように、当時はまだ、消費者の人権より企業の存続が重く見られた時代でした。

被害者たちは会社の無罪判決で打撃を受け、損害賠償の民事訴訟はすべて取り下げられました。しかし事件の一四年後に、この症状がヒ素中毒の後遺症であることが学術的に証明され、一九七三年に森永乳業側の刑事責任が確定しました。この間になんと一八年が経過しました。会社は三〇億円で患者側と和解し、恒久的な救済が始まりました。しかし現在、六〇歳をすぎても後遺症に苦しむ患者が多数おられます。

カネミ油症事件（一九六八年）

カネミ油症は、一九六八年（昭和四十三年）にカネミ倉庫（株）という会社が製造した米油に、毒性の強いＰＣＢ（ポリ塩化ビフェニール）と、その誘導体で猛毒のダイオキシン類が混入した事件でした。

福岡県を中心に西日本で一万四千人もが被害者になり、身体中に吹き出物ができ、肝臓障害を起こして二八人が死亡しました。しかし患者に認定された人は僅か一、九五五人で、四〇年後の生存者は一、三七〇人でした。患者には差別を恐れて届け出をしなかった人が多かったとされます。

ＰＣＢは非常に熱に安定な化合物で、食品加工業でも蒸気の替わりに加熱に使われ、また電気の変圧器にも使われました。

ＰＣＢはカネミ倉庫の親会社、鐘淵化学（カネカ）の製品でしたが、後に強い毒性のために使用が全面禁止になりました。混入の原因は、カネミ倉庫の不注意による工事ミスで脱臭装置の蛇管に孔が開いたのが原因でした。

事件発生から一〇年後の一九七八年の裁判で、カネミ倉庫の工場長の業務上過失致死傷の判決が確定しました。頭初から事件の真相は隠ぺいされ、後に経営者の親族が真相を明かすなどして、裁判は複雑な経過をたどりました。カネミ倉庫には損害賠償の支払い能力がなく、一九八七年に最高裁によって和解案が出され、患者はカネミ倉庫の親会社であるカネカと和解しました。

さらに、二〇一二年八月に議員立法で、認定患者の家族で症状のある人を含めて、年間二四万円を支給する法案が成立しました。事件後四〇年以上を経て救済対象がやや広がりましたが、認定患者以外に、いまだに多くの被災者が後遺症に苦しんでおられます。これらの人々は、被害の受け損のままで救済されていません。

2.5 食品添加物指定取り消し物質の影響

人工甘味料チクロ（サイクラミン酸ナトリウム）（一九六九年）

人工甘味料のチクロは、砂糖の三〇〜四〇倍の甘さとされ、後味がすっきりしているところから多くの食品に使われていました。事件の翌年の一九七〇年は、大阪千里で日本万国博覧会の開催が予定され、その好景気を当て込んで食品会社はどこも増産に走っていました。チクロを用いた主な食品としては、缶詰、飲料、漬物などがありました。

ところが、一九六八年に米国でチクロに発がん性や催奇形性の疑いが示唆されたことから、一九六九年の十月に米国食品医薬品庁（ＦＤＡ）が使用を禁止しました。厚生省は、その翌月の十一月十一日以降の日本での使用を禁止し、使用していた食品は一定の回収期間を設けて全面廃棄を指示しました。しかし、米国で緩和処置がとられると、翌年の一月四日、厚生省令を改正し一部食品に回収期間の延期処置を取りました。日本では、関連業界団体が四〇余りあって、中小企業の多い食品業界は大混乱に陥りました。

この顚末は広く国民の知るところとなり、食品添加物行政や食品添加物そのものへの不信感をもたらしたと思われます。そして生協連、主婦連を中心にした五つの消費者団体は、回収延期に対して「チクロ追放消費者大会」を開きました。

チクロについての発がん性等は、その後の試験で検証できず、ヨーロッパや中国ではチクロは現在も使われています。

チクロに先立ち、同じく人工甘味料のズルチンが一九六八年に発がん性の疑いで食品添加物から除外されました。ズルチンでは、一九六六年に自家製ボタモチに大量に使用したために家族六名が食中毒となり、一名が死亡しています。

魚肉ハム・ソーセージ生産を直撃した防腐剤ＡＦ－２（フリルフラマイド）使用禁止（一九七四年）

戦後しばらくは冷蔵庫が普及していなかったので、常温の食品流通では食品添加物の保存料が活躍しました。当時は、保存料として認可されていたものにニトロソフラン系の物質がありましたが、安全性試験技術の向上により発がん性が疑われるようになり、一九六五年に禁止されました。しかし、すぐに類似物質のＡＦ－２が許可されました。

これらの保存料は、豆腐、竹輪やはんぺんなどの水産練り製品に多用され、食中毒の防止に大きく貢献しました。これらの保存料は強い抗菌性の一方で、皮膚への有害な作用があ

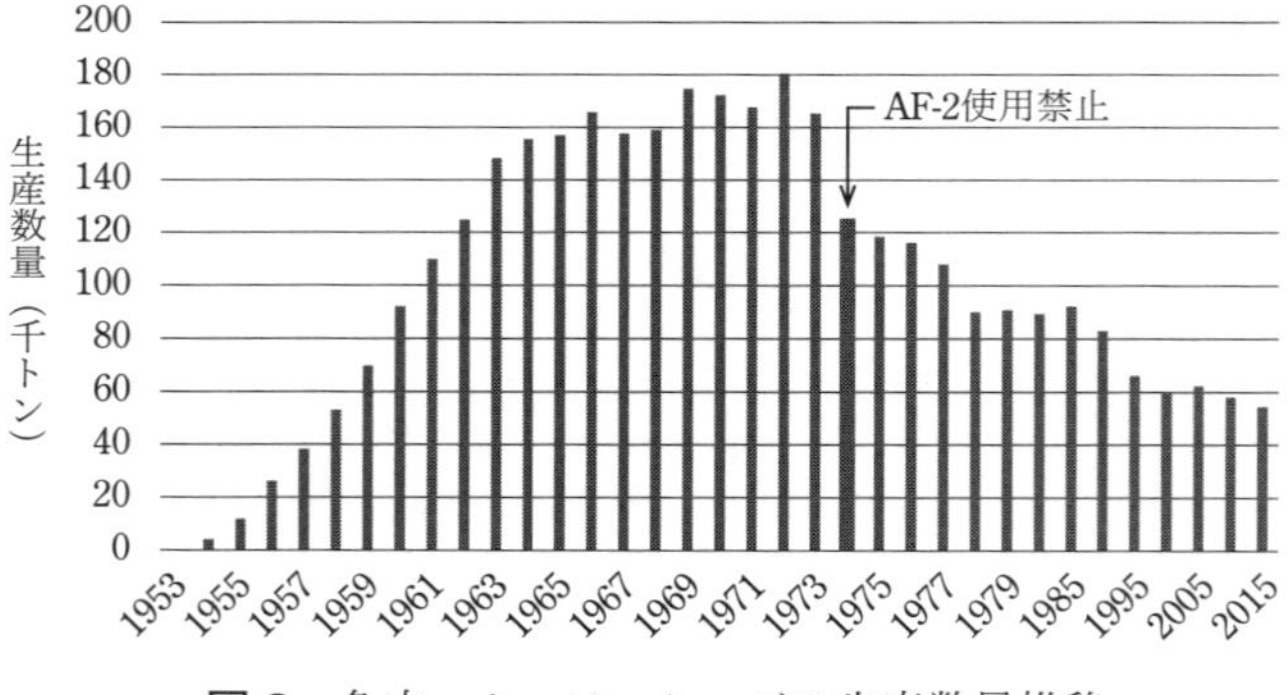

図８　魚肉ハム・ソーセージの生産数量推移

り、それを扱った食品企業の作業員の手がただれるほどで、筆者もそれを見ています。

図8は、魚肉ハム・ソーセージの生産数量の変化を示しています。魚肉ハム・ソーセージの生産は、一九六五年から年間二〇万トンに近づき、戦後のタンパク源不足を補う貴重なものでした。一九五四年にビキニ環礁で行われた米国水爆実験で被災した第五福竜丸が遠洋マグロ漁船だったことも手伝って、マグロそのものへの風評被害が広がり、市場で値がつかないという事態となりました。魚肉ソーセージはその代替ということもあり、生産に拍車がかかりました。

ハム・ソーセージは魚肉に限らず、ボツリヌス菌という空気の無いところで増殖し毒素を産生する食中毒菌が大敵で、AF-2はそのボツリヌス菌に対し殺菌能力を有する物質として、一九六五年に食品添加物として認可されました。

しかし、AF-2にはヒトの染色体に異常を引き起こす発がんの可能性が指摘され、一九七四年に使用が禁止されました。それが、図8のグラフの急激な生産量の落ち込みの年になります。メーカーはこの時期、一斉にボツリヌス菌対策として加熱・加圧殺菌（一二〇℃、四分）のレトルト殺菌などへ移行しました。

2.6 保存料の忌避とコールドチェーン、冷蔵庫の普及の影響から

食品流通分野では、一九六五年（昭和四十年）に当時の科学技術庁資源調査会から「コールドチェー

ン勧告」が出されました。コールドチェーンというのは、「生鮮食品あるいは腐敗しやすい食品を、生産から消費まで一貫持続して低温に保ち、新鮮な状態で消費者に届ける流通体系」のことです。この提言以降、冷蔵冷凍施設をはじめとした新しい物流が大きく姿を現してきます。

それに呼応するかのように、各家庭への電気冷蔵庫の普及も目覚ましく、単身世帯を除いた調査で、一九六〇年ころ一〇％程度の普及率だったものが、一九七〇年には九〇％近い普及率となっています（図9）。

この、家庭にまで及ぶコールドチェーンは、市場機能の効率化はもちろんのこと、食品保存のための塩蔵や防腐剤の使用が少なくなり、低温という物理的手段が食品添加物を利用しての食品保存の在り方を変えたとみることができます。

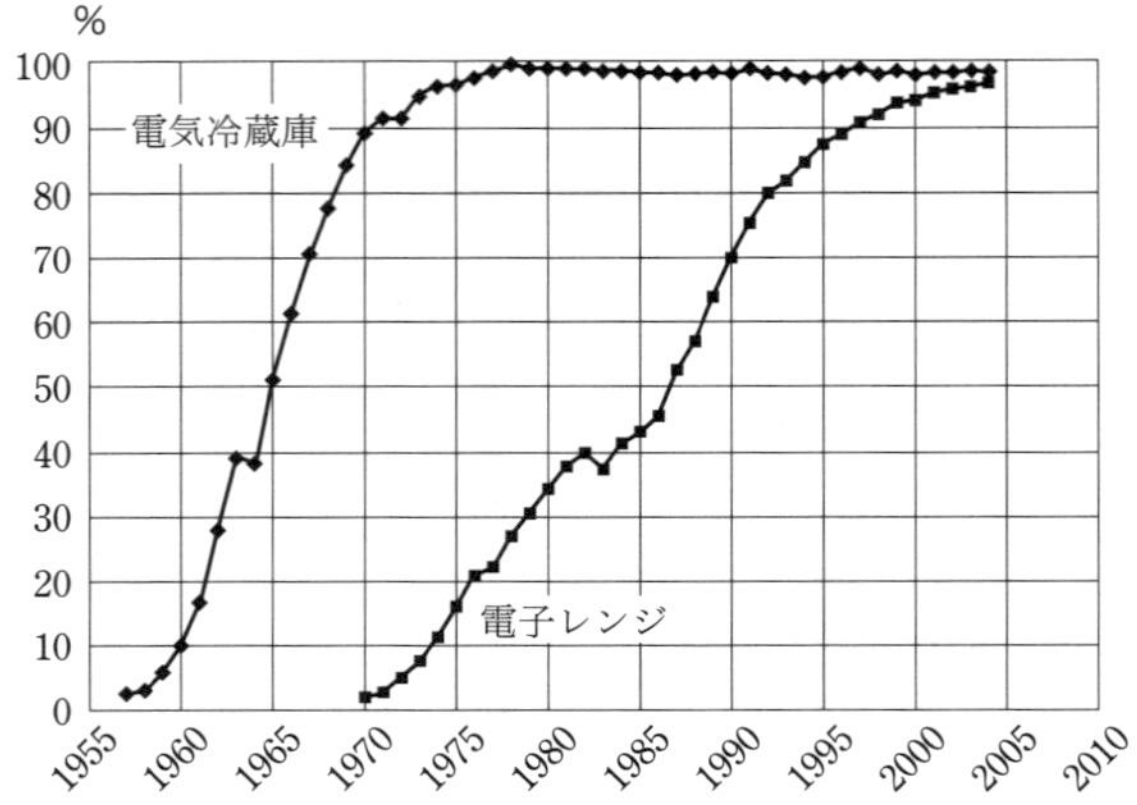

図9　冷蔵庫と電子レンジの普及
資料：内閣府「消費動向調査」（一部改変）

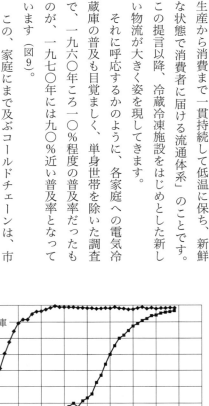

2.7 一億総中流と大量生産・大量消費——都市消費者の時代

家庭の台所は、食品企業と外食産業に任される時代が到来した

公害病、食品添加物への不安を抱えながらも、一九六〇年代後半から七〇年代中盤にかけて、高度成長・所得倍増計画のもと、日本人の食生活は大きく変わりました。先に述べたコールドチェーンは、遠洋で獲れた魚をそのまま冷凍して、食卓まで運ぶということもできます。つまり、日本の食卓が世界とつながったのです。一九六〇年に一〇年間で所得倍増計画の掛け声のもとに始まった高度成長、工業化社会の波は、一九六七年に所得倍増を達成しました。翌年の一九六八年に西ドイツを抜きGNPで世界第二位の経済大国となったのです。

食糧自給率（カロリーベース）で見ると、一九六五（昭和四〇）年は七三％あったものが、一九七五年には五三％と急減します。ちなみに二〇一六年は三八％です（図10）。いかに当時の一〇年間の変化が大きかったか、その一端を見

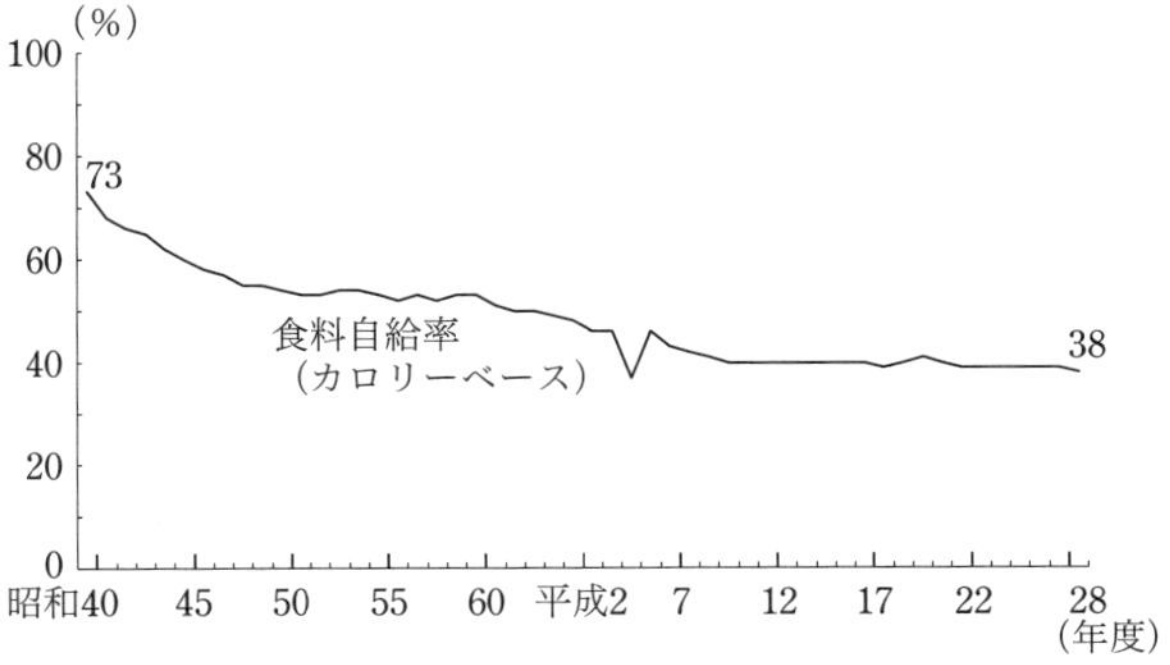

図 10　日本の食料自給率の変化（カロリーベース）
出典：農林水産省「食料需給表」

る思いです。

ファーストフードの代表、マクドナルドの第一号店が一九七一年、東京銀座にオープンします。一〇年後には三〇〇店目ができました。ファミリーレストランの代表、すかいらーくの出現までは、子ども連れで行けるレストランなどそうありませんでした。すかいらーくはお子様大歓迎のお店なのです。土日、マイカーで家族そろって食事をするという中に、それまでにない「豊かさ」が演出されたのです。

そして、インスタント食品と冷凍食品が、忙しい主婦を助けて食卓を支えることになります。こうした食の変化やニーズを支えたのは、食品企業の冷凍技術、乾燥技術、レトルト殺菌技術、包装技術、そして食品添加物の技術です。

社会は、少なくとも東京をはじめとした大都市に住む多くの人々は、一億総中流という生活の中に、こうした食生活を選んだのだと思います。

しかし、あまりにも生産現場と消費地の隔絶が進んだ結果、そのことに不安を抱き、食品の「安全」ということを知ろうという流れが沸き起こるのは、故なきことではないと思います。その流れが、生活協同組合や主婦連合会、各種消費者団体と生産者（企業）という対立構造を形作ったのではないかと思います。

また、この「不安」に思想的な影響を与えたのは、『沈黙の春』や『複合汚染』等の著作物ではなかったでしょうか。

2.8 消費者の化学物質忌避に影響した著作『沈黙の春』と『複合汚染』

レイチェル・カーソン『沈黙の春』〈一九六四年邦訳出版〉の功績

第二次大戦後、世界の人々に与えた大きな環境上の危険は、まず原水爆実験による死の灰でした。そしてもう一つは、それらの効果がすばらしかったために、危険性に気づかずに受け入れられたDDTなどの農薬でした。一九三九年に殺虫効果が発見されたDDT以外にも、戦争中の毒ガスなど化学兵器の応用として、毒性の強い多くの農薬が開発されました。DDTは画期的な農薬として世界各国で使われ、戦後の食料増産に貢献し、また蚊が媒介するマラリアの撲滅に役立ちました。

筆者も戦後、筒状のポンプをもった占領軍のアメリカ兵に、頭から足先まで身体中にDDT粉末をかけられました。これは当時大流行した発疹チフス予防のためで、病気を媒介するノミ、シラミの駆除のためでした。戦後の世界を飢えと伝染病から救った功績で、DDT発見者のパウル・ミュラーはノーベル賞を受賞しました。

「DDTその他の農薬や有毒化学物質の乱用が、昆虫から野鳥、野獣、魚介類、家畜から人間まで、深刻な被害を及ぼす」

このことを警告したのは、レイチェル・カーソン博士の著作『沈黙の春』です。書名のSilent Springは「農薬被害で鳥たちが鳴かなくなった春」を意味します。彼女は一九〇七年生まれの自然愛好家の海洋生物学者で、またエッセイストでした。カーソンは、多くの科学者の研究報告について農薬の毒性を検証し、一九六二年にこの名著が出版されました。多少の誇張はあったとされましたが、この本はアメリカでベストセラーになり、その二年後の一九六四年に、彼女は五七歳でこの世を去っています。日本でも一九六四年に翻訳書が出され、環境改善の意識と活動が急速に高まることになりました。彼女の業績は高校教科書でも紹介されています。

カーソンの主張は、「殺虫用の農薬が広く使われだしてから二〇年もたたない間に、それらはいたる所に散布され、汚染していない所はほとんどなくなった。分解しにくい農薬は河川、湖沼、土壌、地下水を汚染している。そのため農薬はすべての生物に蓄積され続けており、植物から小動物、大動物や人間と、食物連鎖によって濃縮されてゆく。母乳はもちろん、生まれくる子供にも蓄積されている。これらの毒物は、戦時中に人を殺す目的で合成され、効果の実験に昆虫を使ったため、殺虫剤への応用は簡単であった。これらの毒物は、生命作用にあずかる酵素を阻害し、代謝が阻害され、また遺伝子を損傷するので、発がんの原因になる」というものでした。

カーソンは多くの実例を挙げて、合成農薬の毒性に警鐘を鳴らしました。しかし彼女はまた、次のようにも言っています。「合成殺虫剤を禁止せよと言うつもりはない。毒性のある化学薬品を、誰もがかまわずやたらに使うことが良くない、と言いたい。その薬品の副作用と潜在的な毒性を、十分に理解してから使わせるべきだ。人を含めて、それらの化学薬品が環境と生物に与える影響を、ほとんど調べもしないで使わせた。危険に目覚めている人は大変少ない。災いを押しつけられるのはすべての人であり、このままで良いかどうかを十分に知らせなければならない。」

カーソンは、化学薬品の毒性を十分に認識させ、それらの利用を制御させたことで、世界中に大変な貢献をしました。このような危険は、いつかは誰かが正確に警告することになったでしょうが、それを最初に世に問うた彼女の功績は偉大です。しかし、カーソンは食品添加物については全く触れていません。アメリカでは百年以上前から、食品添加物の安全性がチェックされてきましたから当然のことでしょうか。

しかし、カーソンの指摘に対して、日本では、ただ「農薬は怖い」というイメージだけが先行したのではないかと思います。こうしたところに、ものの見方の国民性が出るのではないかという感じがしますが、同じようなことは、一九九〇年代後半から二〇〇〇年代の初めにかけて、『奪われしわれらが未来』（一九九六年、シーア・コルボーンらの著）が提起した「環境ホルモン」の問題にも通じるものがあるように感じます。

〈コラム〉

アメリカ上院の機敏な動き

『沈黙の春』以前にも多くの科学者によって、農薬などの化学物質による環境汚染がたびたび報告され、警告されていました。しかしカーソンの本によって、ケネディ大統領をはじめ多くの識者が行動を起こし、アメリカの上院では殺虫剤問題の調査が始まりました。『沈黙の春』に書かれた問題は特別委員会で逐条的に審議が行われ、出版の翌年の一九六三年五月には彼女の主張の正しさが確認されました。その結果、農薬が厳しく規制されることになり、規制はアメリカ以外の先進国に広まり、また、既存と新規の化学物質の安全性が厳しく評価されるようになりました。カーソンの主張を契機として、現在の農薬は使用後の分解が容易で、病虫害には有効であるが人畜への被害が少なく、環境への悪影響が格段に少ないものに変わりました。

塩素系の農薬ではＤＤＴの後に、殺虫力の大きいＢＨＣ、また毒性がＤＤＴの数十倍のディルドリン、エンドリンなどが用いられました。有機リン系の農薬ではパラチオン、塩素系の除草剤ではＰＣＰ（ペンタクロロフェノール）などの使用がありました。これらの農薬は毒性が強いために、日本でも一九七一年までにすべての使用が禁止され、環境中でのそれらの残存濃度は確実に減少を続けています。

有吉佐和子の「複合汚染」という考え方

有吉佐和子の『複合汚染』は、一九七四年に朝日新聞に連載され、小説とも論評ともつかない内容でした。この巧みな内容は、カーソンの影響を受けたことが考えられます。有吉も化学物質乱用の結果が、将来にもたらす危害を強く懸念しました。小説発表の三年前の一九七一年にＤＤＴとＢＨＣの使用が禁止され、当時は農薬類の害が大きな社会問題になった時期でした。

日本は欧米と異なり、夏期が高温多湿のために作物の病虫害が発生しやすく、以前から多量の農薬が使われていました。また当時は、農民の農薬事故が多発しており、食品添加物の保存料AF－2の禁止もありました。そこで有吉は、農薬以外に食品添加物の安全性にも強い疑問をもったと考えられます。

科学者のカーソンの記述が学術報告の検証に基づいていたのとは異なり、想像力に富む作家の有吉は、農薬の害に加えて食品添加物も危険であると想像したと思われます。

有吉は、「複合汚染」という考え方を主張しました。二種以上の化学物質を同時に用いると、それらの毒性が強められるとの考えです。しかし、「微量では作用のない複数の化学物質を、同時に摂取すると健康被害を起こす」ことは、現在にいたっても証明されていません。

化学物質が複合的に人体に作用するのは、医薬品などの場合です。医薬品が有効なのは、体に作用を及ぼす量を服用するためで、その量は通常、残留農薬などの摂取量に比べて百倍以上になります。二種以上の化学物質が共存しますと、その作用が強まったり、弱まったりすることが知られており、強まる場合を相乗作用といいます。また酵素などでは二種以上の共存で作用が弱まることがあり、それを拮抗作用といいます。

そこで、食品中に複数の食品添加物がある場合や、一定濃度以上の残留農薬と食品添加物の共存による毒性の変化について、厚生労働省の研究機関が調べました。しかし現状では、相乗的な悪影響は確認されていません。

有吉の基本的な考えには、「化学物質の高度な発達のため、科学の実証主義によって、安全を確保することができない事態になっている」という懸念があったとされます。『複合汚染』の小説が出版された頃は、ＰＣＢなど危険な物質が次々に禁止された時代でした。彼女の考えは、「食品添加物には危険なものがあり、複数の添加物や残留農薬が複合すると食品汚染が高まる」とするものでした。そこで、食品添加物はできるだけ避けるべきとの考えがさらに広まり、多くの人々が「食品添加物は有害で発がん性がある」とまで疑うようになったのだと思います。

化学物質拒否ということの別の側面

高度成長の初期には、川崎や四日市の工業地帯の排煙による大気汚染で、川崎ぜんそく、四日市ぜんそくなど、今考えれば恐ろしいほどの環境汚染がありました。筆者もそのすさまじさを体験しています。川崎市の沿岸工業地帯では、晴れた日でも太陽が煙にさえぎられて黄色に薄く見え、洗濯物は汚れるので戸外に干せず室内に干す有様でした。一九六〇年代から七〇年代初めにかけて、大気汚染による公害病が多発し、大きな社会問題になりました。

先に触れました水俣病、イタイイタイ病、カネミ油症や、その他スモン病、サリドマイド事件など、その頃は原因企業と企業を保護する行政への不信、汚染源の化学物質に対する恐れが高まりました。そうした社会不安に、野放図な農薬の使用に警鐘を鳴らした『沈黙の春』や『複合汚染』を代表とした「化学物質性悪説」「食品添加物性悪説」の書籍やメディアの報道が、理屈抜きに歓迎されたのではないかと思います。

一九六〇年代後半から七〇年代、消費者団体や主婦連などの婦人団体による、毒性の強い農薬など化学物質に対する反対運動は、時に科学性を欠き、化学物質だから危険であるとする、感情的な主張に走っていたことは否めません。しかし当時の、人の健康や環境を押しつぶしていた経済優先政策を、科学的当否だけでは正せなかったことも事実だろうと考えます。その意味で、こうした心情的危機感からの社会的発言と運動は、必然性をもったものだったと思います。

しかし一方で、それ以降、消費者の食品添加物への考えが、この「化学物質性悪説」を前提に問題を組み立てる傾向が強まり、一つひとつの事象を「原因と結果」の因果関係から明らかにしていくということが軽視され、「添加物の有・無」を、自身の安全を図る「物差し」に使うということが定着したようにも思います。こうした消費者の傾向は、その後もいろいろと形を変えて、今日に至っているように思えます。

〈コラム〉

日本の農薬使用量

国連食糧農業機関（FAO）の二〇一三年の資料によると、日本の農薬使用量は二〇一〇年に、有効成分でヘクタール当たり一二kgとされました。この量は中国の一八kg、韓国の一三kgに次いで世界第三位であり、欧米での使用量の三〜五倍になります。

既に述べたように、食品を含めてすべての物質には毒性があり、少量摂取では毒性を示さず、多量の摂取によって健康被害を起こします。多くの農薬は食品などに比べて、はるかに少量で毒性を示しますが、しかし微量では毒性がありません。食品添加物にも毒性がありますが、その程度は農薬とは何桁かの違いがあります。

2.9　教育によって刷り込まれる「食品添加物危険説」

中学校の技術・家庭科教科書の例

経済優先の高度成長も一九七三年、七八年の二度のオイルショックで影をひそめ、それからすでに四〇年余りを経ようとしています。しかし、私の感ずるところでは、年数の経った割には、消費者の食品添加物を見る目は変わっていないという印象があります。

二〇〇三年の「食品安全基本法」で設置された食品安全委員会の委員であった唐木英明氏の指摘で、食品添加物忌避の原因の一つが、学校教育にあることが知られるようになりました。

文部科学省検定の中学と高校の家庭科教科書では、ほぼ一様に「食品添加物の摂取を減らそう」と教えています。消費者の食品添加物忌避の原因には、これらの教科書も大きくかかわっていると思われます。それは、すでに『沈黙の春』や『複合汚染』を知らない世代が、人口の半数を超えているからです。

筆者は確認のため、二〇〇六年の春に家庭科分野の教科書と参考書（副読本）を集めて調べてみました。集めた家庭科教科書類は、高校の教科書七種と副読本四種、中学の教科書二種です。中学の教科書は集め得た数が少ないので、全体の様子はわかりません。二種の中学教科書は共に、食品添加物や残留農薬に対する、消費者の不安を取り上げています。そして、それらに対する共通する答えは、「摂りすぎないように注意しましょう」です。輸入食品や遺伝子組み換え食品に対しても、同様に消費者の不安を述べています。しかし、これらに関して、不安を助長するような記載はあっても、「政府が安全性を確認し、その利用を認めている」という記載は一切ありませんでした。

例えば、ある中学の教科書の記載には、「食品添加物は、食品製造に必要だという理由で使用されてきました。しかし、風味や見ばえをよくしたり、手間を省くために用いられることもよくあります」「多種類の食品添加物を長期間とった場合の人体への影響など、まだはっきりわからないこともあります。加工食品を選ぶときは、表示をよく見て、できるだけ食品添加物を使用していないものを選びましょう」と書かれていました。さらに前述の唐木氏によると、ある中学の副読本には「ダイエットコーラとハンバーガーを一緒に食べると、精神障害になる」とまで書いてあったそうです。

高校の家庭科教科書中の「食品添加物」

高校の教科書は中学に比べますと、ある程度抑制されて書かれています。しかしどの教科書の著者も、食品添加物に対する基本的態度は否定的で、七冊の論旨から主な主張を要約しますと、次の七項目になります。まず、どの教科書も「食品添加物は食品衛生法で、安全性と有用性が科学的に確認されている」としています。しかしそれにもかかわらず、②以降の問題点を指摘しています。

①　食品添加物には菓子の膨張剤、豆腐の凝固剤など、食品製造上不可欠なものがある。

②　大量生産、大量販売のために、製造工程の合理化とコストダウンに用いられる。安い原料でおいしく感ずる食品を作るため、多種類の添加物を使う。

③　着色料や発色剤のように必ずしも必要でなく、見かけをよくするだけのものがある。加工食品なしの生活は困難かもしれないが、食品添加物を知り必要性を考え、よく選んで加工食品を利用しよう。

④　保存期間延長などメリットもあるが、意図的に加えられるものであるから、自分らの生活に対してどのような利点があるか考えて、食品を選ぶべきである。

⑤　安全性確認が不十分で、指定後に禁止になった食品添加物がある。冷凍技術の進歩で不要になったものもあり、安全性と必要性の点で再検討が必要である。

⑥　長期にわたって多種類の食品添加物を摂るので、人体への影響に注意すべきである。また、二種以上の添加物を同時に摂った場合の安全性確認が必要である。

⑦　食品添加物の性質を知り、表示をよく読んで食品を選び、摂りすぎないこと。

食品添加物以外にこれらの教科書では、残留農薬、遺伝子組み換え食品、輸入食品の安全性にも問題があることが強調されています。そしてこれらの記述は明らかに実態とは異なっており、リスクが誇張されています。

参考書中の「食品添加物」

参考書（副読本）には検定制度がなく、編著者の考えがストレートに出るためと思われますが、食品添加物への評価は大変過激です。「食品添加物と食べ物や、他の食品添加物との組み合わせで、精神障害や、突然変異が起こって発がん性を増す可能性がある」といった記述がありました。以下に、筆者が驚いた内容の幾つかを紹介します。

「動物性の天然色素コチニールは食品ではないエンジ虫が原料で、安全性データが不足している」「コチニールには変異原性がある」とあります。エンジ虫は野鳥の餌になり、また、欧米では天然色素として長年の使用実績があります。アメリカの食品医薬品庁（FDA）は、コチニールを一般的に安全と認められる（GRAS）物質に指定しています。

また現在使用されている食品添加物で、毒性の危険が指摘されているものとして、表9に大変無責任な高校参考書の内容を紹介しました。

例えば、ハムなどの発色剤の亜硝酸ナトリウムは、嘔吐、下痢、チアノーゼ、血圧降下、血球破壊、尿細管閉塞、中枢神経麻痺、染色体異常を起こすとあります。以下、保存料、酸化防止剤、合成甘味料、合成着色料などに、各種の発がん、催奇形性、脱毛、新生児無眼症、脳腫瘍、中枢神経

表９　危険な食品添加物（高校参考書）

分　類	名　称	人体への影響（毒性）
発色剤	亜硝酸ナトリウム	おう吐、下痢、チアノーゼ、血圧降下、血球の崩壊、尿細管の閉塞、中枢神経まひ。乳児には特に敏感。染色体異状をおこす。
防腐剤（保存料）	オルトフェニルフェノール（OPP）	ラットで成長抑制、膀胱がん、腎臓に異常。
	チアベンダゾール	おう吐、めまい、赤血球減少、肝臓毒、成長抑制、変異原性、染色体異常の報告もある。マウスで口蓋破裂などの奇形。
酸化防止剤	ジブチルヒドロキシトルエン（BHT）	血清コレステロール上昇。異常行動をおこす。ホルモン併用で発がん性の疑い。ラットで体重低下、脱毛、新生児に無眼症。
	ブチルヒドロキシアニソール（BHA）	変異原性、染色体異常、ラットで発がん性、ラット、マウスで歩行失調、呼吸促拍して死亡し、消化器出血、肝臓うっ血。
	EDTA2ナトリウム EDTAカルシウム2ナトリウム	毒性が高く、カルシウム不足症をおこし、血圧降下・胃腸障害をおこす。催奇形性。
合成甘味料	サッカリン	染色体異常。ラットで子宮がん、膀胱がんの報告。
	アスパルテーム	ラットで脳腫瘍、ウサギで骨格異常の報告。
殺菌料	過酸化水素	粘膜のただれ、遺伝子損傷性、染色体異常を示す。マウスで発がん。一過性食中毒症状。ラットで強い急性中毒。
小麦粉改良剤	臭素酸カリウム	中枢神経まひ、血球破裂、ひ臓肥大、細尿管閉塞、下痢、おう吐、ウサギで強い急性毒性、遺伝子損傷性、染色体異常を示す。ラットで腎臓がん。
合成着色料	赤色２号	変異原性、染色体異常の報告あり、ラット、ウサギで発がん、ラットの新生児の体重減少や死産。
	赤色３号	染色体異常、発がんの疑い、ラットで赤血球減少、ヘモグロビン値の低下。
	赤色104号、105号、106号	遺伝子損傷性、変異原性、染色体異常。光によってこれらの毒性が著しく高まる。
	緑色３号	ラットで発がん
	青色１号、２号	ラットで発がん

（環境研究所「食品添加物毒性テーブル」）

異常があるなどと書かれていました。

これらのことは本当でしょうか？　ここではどのような考えで記述されているか、一つひとつの物質についての根拠は示されていません。これらの健康リスクは、添加物を致死量に近い大量摂取した場合です。すべての物質には毒性があります。

最初に触れていますように、無作用量の1／100のADI値の摂取で、示されている現象、あるいは疑われる現象をどのような実験で確かめたのでしょうか。

「食品添加物」とは、「亜硝酸ナトリウム」の例で示したとおり、規格基準が守られてはじめて「食品添加物」として認められるわけです。成分規格、使用基準も何も示されていない物質名だけで記述されるのは大きな誤解を生みます。仮に一歩譲って、食品添加物の規格基準を守ってなお、そのような毒性、発がん性が認められる、あるいは疑われるということであれば、これは「食品衛生法」に関わる重大な問題なわけです。

また、別の高校教科書では、参考書ほどの極端さはありませんが、表10に示した添加物に発がん性の疑いを表示していました。発がんと言いましても、物質によって大きな違いがあり、同列に論じることはできません。例えば、最も強力な発がん物質の一つであるカビ毒のアフラトキシンと、かたやスーパーでも売られる食品のワラビですが、その発がん性の差はTD_{50}（試験動物が一生涯食べ続けた時に、その半数ががんになる一日摂取量〈mg／kg体重／日〉）は七〇〇万：一という報告もあります。こうした物質による差を明らかにせず、一様に発がん物質とひとくくりにして記述するのは、学校

表10　注意すべき食品添加物（高校教科書）

食品添加物	表示	用途	問題点
ソルビン酸、ソルビン酸カリウム	保存料（ソルビン酸）・保存料（ソルビン酸K)	魚肉練り製品・魚介乾燥品・ジャム・ワイン・つくだ煮など	毒性として発育不良・肝臓障害のほか、亜硝酸Naと反応して発がん性物質エチニル酸をつくる。
パラオキシ安息香酸、パラオキシ安息香酸ナトリウム	保存料（パラオキシ安息香酸）・保存料（パラオキシ安息香酸Na)	清涼飲料水・果実ソース・しょう油・弁当・サンドイッチ	発がん性の疑いがあり、変異原性がある。
赤104号、106号、2号、コチニール	着色料（赤104号）着色料（赤106号）着色料（赤2号）着色料（コチニール）	福神漬け・みそ漬け・サクエラビ・かまぼこ・ソーセージ・菓子など	赤104号、赤106号、赤2号は発がん性の疑いから外国では使用禁止。コチニールも変異原性がある。
サッカリン、サッカリンナトリウム	甘味料（サッカリン）・甘味料（サッカリンNa)	漬け物・魚肉練り製品・菓子など	1973年に発がん性を疑われて一時禁止されたが、すぐに再認可された。
亜硝酸ナトリウム硝酸カリウム	発色剤（亜硝酸Na）・発色剤（硝酸K)	ソーセージ・ベーコン・コンビーフ・ハム・いくら、すじこなど ソーセージ・ハム・缶詰・めん類・ソース・清涼飲料水など	魚に含まれる2級アミンと反応して強力な発がん性物質ニトロソアミンを発生させる。多量に摂取すると石灰沈着がおこり、骨中のカルシウムがとけだす。

教育にあるまじき非科学的で乱暴な書き方だと思います。著書の先生方の基本的な考えは、「食品添加物は有害」との立場と思われます。

公的な教育の場で、これから社会を担う人材を育むわけですから、責任ある公平で的確な記述を望みたいものです。

紹介するときりがありませんが、「食品添加物から自分を守る」と題して、「有害性が指摘される食品添加物が使用される裏側には、低コストの食品を大量生産・販売したいメーカーの目的がある」「そこで、地域内で流通する少量生産・販売の食品を利用し、表示を確認して自衛する」とありました。また、身を守る別の手段として、食品を食べる前に、食品添加物を除く方法が書いてあります。即席麺の茹で水を捨てる、水産練り製品とハム・ソーセージは刻み目を入れてから湯通しし、茹でた水を捨てる、などと書かれています。これでは食品中の栄養成分が失われてしまいます。こうしたことが食する方の「安心」を満足させる効果以外に、果たして「がん予防」ということに結びつくのかどうか、はなはだ疑問に思います。

がん予防については喫煙の影響やバランスある食事のとり方について、もっと時間を割いてこれからの人に伝えてほしいと思います。

文部科学省の「学校給食衛生管理基準」とその背景

文科省は二〇〇九年（平成二十一年）三月三十一日付けの官報によって「学校給食衛生管理基

準」を通達しています。その文中で「学校給食用食品の購入」の「(三) 食品の選定」の第二項に、〃有害若しくは不必要な着色料、保存料、漂白剤、発色剤その他の食品添加物が添加された食品、内容表示、期限表示（賞味期限、消費期限）、製造業者及び販売業者等の名称や所在地、使用原材料、保存方法が明らかでない食品については、使用しないこと。また、可能な限り使用原材料の原産国についての記述がある食品を選定すること。〃と書かれています。

後段の「内容表示、……」は当然のことですが、前段の「有害若しくは不必要な着色料、……」は、現在流通している食品に「有害で不必要な食品添加物」が使われているかのような誤解を与えるものと思います。

3. 一つの解決策としての食品添加物の表示

3.1 食品添加物表示のこれまでの経過と現状

それでは次に、消費者の不信を取り除く、一つの手掛りとしての食品添加物表示について考えてみます。先ず、その変遷から見ていきましょう。

表11のような経過をたどり、一九九五年の改正ですべての添加物が指定添加物となり、それまでの天然添加物は既存添加物となり、順次安全性が確認されることになったのは、本書の最初に述べ

表 11　食品添加物の表示に関する出来事

1948 年 (昭和 23 年)	食品衛生法施行 この時に「飲食物其ノ他ノ物品取締ニ関スル法律」(1900 年、明治 33 年）で規定されていた溶性サッカリン、ズルチン、タール色素、合成保存料を含むかん詰、びん詰、たる詰の食品について、それらを含む旨の表示を義務付けた。
1957 年 (昭和 32 年)	人工甘味料、合成着色料、合成保存料、合成殺菌料、合成糊料の 5 用途で使用した添加物を含むかん詰、びん詰およびたる詰食品の他合成樹脂性容器包装詰の食品（翌年「諸般の事情により」合成樹脂性容器包装詰の清涼飲料水のみに限定）について、添加物名または用途名の表示が義務付けられた。
1969 年 (昭和 44 年)	容器包装に入れられたすべての加工食品について、5 用途で使用した添加物の表示を義務付けた。
1983 年 (昭和 58 年)	食品添加物 78 品目について、添加物（物質）名による表示および人工甘味料等、8 用途で使用した場合には用途名の併記を義務付けた。
1988 年 (昭和 63 年)	すべての化学合成品の添加物について、栄養強化目的、加工助剤、キャリーオーバーを除き表示を義務付けた。用途名併記（8 用途）や簡略名、一括名（14 種類）による表示についても規定。 ※この時、化学的合成品の義務化にあたって、米国等から「天然添加物の表示免除は新たな非関税障壁」との抗議あり。天然添加物を表示することなく広く使用できる日本と、合成、天然の区別なく添加物を表示している米国の商品との間に、実質的な非関税障壁を作るものだ、という趣旨。
1991 年 (平成 3 年)	化学的合成品の添加物はもちろんのこと、それまで表示の必要のなかった天然添加物も、原則としてすべて化学的合成品の添加物と同様の表示を義務付けた。
1995 年 (平成 7 年)	すべての添加物が指定添加物となる。
2015 年 (平成 27 年)	食品表示法施行 食品表示の消費者庁への移管を機に、JAS 法、食品衛生法、健康増進法の義務表示部分の一元化が検討され、この年の 4 月 1 日より新法として施行された。

消費者庁食品表示課「表示することとなった主な理由、経緯について」(平成 23 年 12 月）より

たとおりです。以降、食品添加物についての国際的な整合性も図られてきています。

こうした表示の流れを見ると、原則すべての添加物の表示が義務づけられたことで、「何が入っているのか」という不安は取り除けていると思います。残る課題は「どうわかりやすくするか」ということで、この点について以降、見ていきたいと思います。

また、食品表示については、二〇〇九年九月より消費者庁の管轄となっています。さらに二〇一五年に食品表示法が施行され、それまでＪＡＳ法、食品衛生法、健康増進法にあった義務表示を取りまとめて新法―食品表示法として施行されています。

加工食品の表示は、用いた原料を多い順に記載し、次に原材料と区別するために「／」（スラッシュ）を入れたり改行したりして、食品添加物を使用量の多い順に記載します。表12に食品添加物の種類、用途例と幾つかの物質名を示しました。表中に○印のある物質は用途名と物質名の併記が必要です。

食品への食品添加物の表示は科学的な「物質名」による表示が原則で、使用したすべての添加物の物質名を表示することになっています。しかし、原料に使った添加物のキャリーオーバーや、食品の加工中に使われて製品には機能が残らない加工助剤、例えば、酵素剤、酸やアルカリなどは表示を免除されます。

天然の食品中に多く含有されるなど、安全性が高く個々の物質名表示の必要度が低い添加物には、一括した表示（一括名表示）が認められます。例えば、クエン酸や酢酸などの酸味料は果物に含

表12 加工食品に用いる食品添加物の表示例（日本食品添加物協会HPから）
（種類の欄で、○印の物質は用途名と物質名表示が必要）

加工食品名	食品添加物の種類	使用の目的	添加物表示	用途／一括名表示	物質名表示
もめん豆腐	乳化剤（グリセリン脂肪酸エステル）	消泡	不要		
	豆腐用凝固剤（にがり：塩化マグネシウムなど）	凝固		一括名表示	
ソーセージ	リン酸塩（ナトリウム）	肉の結着、水分保持			物質名表示
	調味料（アミノ酸等）	味付け		一括名表示	
	カゼインナトリウム（Na）	肉の結着、水分保持			物質名表示
	○保存料（ソルビン酸）	微生物の増殖防止		用途名表示	物質名表示
	○酸化防止剤（ビタミンC）	酸化防止		用途名表示	物質名表示
	pH調整剤（乳酸Na）	pH調節		一括名表示	
	○発色剤（亜硝酸Na）	肉の色を保つ		用途名表示	物質名表示
ラクトアイス	○安定剤（ペクチン）	クリームの保形		用途名表示	物質名表示
	乳化剤（グリセリン脂肪酸エステル）	油脂の乳化		一括名表示	
	香料	香りを付ける		一括名表示	
	○着色料（カラメル）	色つけ		用途名表示	物質名表示
パン類	乳化剤（グリセリン脂肪酸エステル）	油脂の均一分散		一括名表示	
	○ビタミンC	酸化防止		用途名表示	物質名表示
	イーストフード*	組織のソフト化		一括名表示	
	○保存料（プロピオン酸Ca）	微生物の繁殖防止		用途名表示	物質名表示
	○着色料（カロチン）	色つけ		用途名表示	物質名表示
	臭素酸カリウム	小麦粉改良剤	不要（加工助剤）		

*酵母の栄養源で、塩化アンモニウムその他のミネラル類のほか、酵素剤、乳化剤などを含むものがある

まれ、アミノ酸や核酸などの調味料はスープ類などに含まれます。ベーキングパウダー、イーストフード、チューインガムのガムベースは種々の物質の混合物ですが、昔から安全に使われていますので、個別物質の表示を省略できるとの判断です。

これらは単に、酸味料、調味料、膨張剤、乳化剤、ガムベースなどと一括名表示ができ、それらの食品添加物には一四群があります。しかし、ガムベースやベーキングパウダーを除きますと、主要国で一括名表示が許されるのは日本だけの制度です。

前述しましたが、表12中で○印のある八群の添加物は、用途名と個々の物質名の表示が必要なもので、有機・無機の化学物質、既存添加物などがこれに属します。さらに、甘味料、着色料、保存料、酸化防止剤などは、大量に摂取しないように添加量が制限されています。

なお、ビタミン類を栄養強化の目的で食品に添加する場合には、表示の義務はありません。しかし、ビタミンCやEを酸化防止に使うなど、ビタミン類を栄養強化の目的以外に用いる場合は、ビタミン名の表示（V.C、V.Eなど）が必要です。

個々の食品添加物の表示は科学的物質名による表示が原則ですが、しかし、物質名は別名、簡略名、類別名で表示することも許されています。同じ物質にも幾つかの別名があり、簡略名と類別名では三種以上、多いものでは一〇種を超える呼び名があります。

例えば、「ニンジンカロテン」は別名が四種、類別名と簡略名は「カロテノイド」など八種で、全体で一三種にもなります。単に「カロテノイド」と表示されれば、二〇種類もある他のカロテン系の天然色素との区別はできません。そこで、表示されていても内容不明のものが数多くあり、専門家でも内容把握が困難なものがあります。

表示の改訂にはそれに至る背景があり、問題が起こるたびに改正し改善してきたということだと思います。食品衛生法が施行されて二〇一八年で七〇年を迎えます。今の時点から当時を振り返れば、科学的知見、技術的レベルには格段の違いがあります。

時代を経るごとに「規制」は厳しくなる傾向があり、今後も表示内容は増えていくものと思われます。消費者の食品選択の情報として表示は大変重要で、伝えるべき内容、消費者が知りたいと思う内容を確実に伝える工夫を今後とも継続していく必要があります。

QRコードなどを使い表示面のスペースの制約を補うとともに、消費者、食品企業、行政とのコンセンサスと、世界の表示基準との整合性を図りながら今後も改善していく必要があるでしょう。

3.2 今後検討すべき食品添加物表示制度

食品表示法によると、食品に使用した食品添加物は、原則として物質名をすべて表示することになっています。海外主要国の食品添加物表示制度でも、通常、その用途と物質名をすべて表示させています。しかし日本では、この原則に多くの簡便法と省略法が準備されており、海外の制度と比較すると精確さにおいて見劣りしていることは否めません。

こうしたことについて今後どう考えていくのがよいかという材料として、現在の添加物表示の規則を簡単におさらいします。

食品添加物の表示方法の原則

食品添加物の表示については、表示の必要性が高いものから低いものへの区分があり、それらの順位は次のとおりです。

用途名・物質名併記　＞　物質名のみ表示　＞　一括名表示　＞　表示免除

① **用途名・物質名の併記**：甘味料、着色料、保存料、増粘剤と安定剤（ゲル化剤と糊料）、酸化防止剤、発色剤、漂白剤、防かび剤（防ばい剤）の八種。

② **物質名のみ表示**：①以外の食品添加物全般と、着色料で「色」のついた物質名（食用赤色素一〇二号、トマト色素など）。

③ **一括名表示**：これに属する食品添加物は一括した表記が許されます。一括名で表示ができるものは一四種あり、イーストフード、かんすい、ガムベース、膨張剤（ベーキングパウダー、ふくらし粉）、香料と合成香料、苦味料、酵素、光沢剤、酸味料、軟化剤、調味料、豆腐用凝固剤（凝固剤）、乳化剤、pH調整剤、増粘多糖類の増粘剤への利用です。香料と合成香料までは複数の食品添加物を調合したものです。それ以降の添加物では、例え

ば、酸味料、乳化剤などでは一般に複数物質を用いますが、一括して用途名を表示し物質名は省略できます。

④ **表示免除**：食品の加工で助剤として使われ、製品にほとんど残らない添加物と、キャリーオーバーの添加物は表示の必要がありません。例えば、豆乳の消泡剤、せんべいの場合、しょう油や、植物油などの食品原料に含まれる添加物は、加工した製品には表示しません。

次に一例として、サンドイッチ詰め合わせ弁当について、食品添加物だけの表示例を示します。これらの中の太字で示した例は、表示の必要性が高いとされる物質で、用途名併記が必要です。これらの添加物は重量の多い順に記載します。

> イーストフード、**甘味料（ソルビット）**、乳化剤、調味料（アミノ酸等）、**酸化防止剤（V.C）**、リン酸塩（Na）、酸味料、増粘多糖類、乳酸Ca、**発色剤（亜硝酸Na）**、着色料（クロロフィル、ウコン色素、カロチン）、香料
>
> （略号の意味＝V.C：ビタミンC、Na：ナトリウム、Ca：カルシウム）

同一食品添加物の簡略名・類似名を少なくする

食品添加物の物質名については、正式な化学物質名（名称）の他に、別名、簡略名、類別名のど

れかを使って表示してもよいことになっています。

例えば、水酸化ナトリウムは物質名で、カセイソーダはその別名であることは、かなりの人が知っています。しかし、物質によっては、使うことができる別名や簡略名、類別名が一〇種類以上もあって、専門家でもすぐには判断できないものがあります。食品表示は基本的に消費者のための制度ですが、それらをすべて理解できる消費者はごく僅かでしょう。

いくつかの例を表13に示しましたが、食品添加物の大部分は複数の名称のうちのどれかで表示できます。類別名とは、例えば、ニンジンカロテンやトマト色素は、カロテノイド（またはカロチノイド：カロテン類）に属しますので、カロテノイドが類別名になります。カロテノイドは多くの植物に由来し、色や化学構造が違う物質が含まれます。しかし、食品添加物として二〇種類もあるカロテン類の色素は、単に「カロチノイド」の表示ができます。同様に、花の色素に多いアントシアニン系の色素は約三〇種があり、色や化学構造が違います。しかし、これらには単に「アントシアニン」の表示が可能です。

特に既存添加物の色素では、同一物質に一〇種以上の表示が可能であり、また簡略名や類別名で表示されれば、その物質の由来が全く不明になります。物質の由来が異なっても同じ別名の色素があるうえに、簡略名や類別名で表示されれば物質の由来が全くわかりません。こうしたことは早く改善すべき点と思います。

例えば、「トマト色素」を「野菜色素」と表示できますが、野菜からつくられる色素は多数あり、

表 13　同一物質に多くの名称がある食品添加物

名　　称	別　　名	簡略名・類別名	備　　考
カンゾウ抽出物	カンゾウエキス グリチルリチン リコリス抽出物	カンゾウ カンゾウ甘味料 リコリス	既　甘味料
ステビア抽出物	ステビアエキス ステビオサイド ステビオシド レバウジオシド レバウディオサイド	ステビア ステビア甘味料	既　甘味料
α-グルコシルトランスフェラーゼ処理ステビア	酵素処理ステビア	ステビア ステビア甘味料 糖転移ステビア	既　甘味料
フラクトシルトランスフェラーゼ処理ステビア	果糖転移ステビア	ステビア ステビア甘味料 糖転移ステビア	既　甘味料
ニジンカロテン	キャロットカロチン キャロットカロテン ニンジンカロチン 抽出カロテン 抽出カロチン	カロチノイド カロチノイド色素 カロチン カロチン色素 カロテノイド カロテノイド色素 カロテン カロテン色素	既　着色料
トマト色素	トマトリコピン	カロチノイド カロチノイド色素 カロテノイド カロテノイド色素 野菜色素	既　着色料
ピロ亜硫酸ナトリウム	亜硫酸水素ナトリウム メタ重亜硫酸ナトリウム 酸性亜硫酸ソーダ	亜硫酸塩 亜硫酸ナトリウム 亜硫酸 Na 重亜硫酸ナトリウム 重亜硫酸 Na 亜硫酸ソーダ	酸化防止剤 漂白剤
カルボキシメチルセルロースナトリウム	繊維素グリコール酸ナトリウム	CMC-Na 繊維素グリコール酸 Na CMC	増粘安定剤
d-α-トコフェロール	α-ビタミン E トコフェロール α-トコフェロール ビタミン E V.E		既　酸化防止剤
二酸化ケイ素	シリカゲル	酸化ケイ素 微粒酸化ケイ素 微粒シリカゲル	製造用剤

「既」は既存添加物の略、指定添加物は無印

どの野菜であるかわかりません。韓国ではトマトがアレルギー物質に指定されていますが、この表示では、特定の野菜アレルギー患者はそれを避けることができないかもしれません。

表示は消費者のためにあるのですが、専門家も判断できないような簡略名や類似名では、どの物質を使ったかを、わからなくするための表示も可能です。

食品添加物の一括名表示について

前項で述べた、③一括名表示の一四種に属する添加物群は、安全性が高い物質であるとの考えから、例えば、調味料、酸味料、乳化剤などの表示ができます。しかし、例えば乳化剤には、大豆レシチンのように天然由来の物質と、天然には全く存在しない合成物があります。日本では乳化剤の使用に何の制限もありませんが、欧米では多くの乳化剤に使用対象と添加量の規制があります。

後で説明しますが、乳化剤のＰＧＰＲは、アメリカでは添加がチョコレートに限定され、また不認可の国もあります。これらを量的制限なしに自由に使用でき、一括して「乳化剤」と表示できるのは、先進国の中では日本だけです。前項で述べたように、欧米で一括名表示ができる添加物は、ガムベース類、香料、香辛料に限られます。

厚生労働省は、通常の食品にも含まれ、安全性の高い添加物の詳細を表示するのは、消費者にとって煩雑であり、一括して表すことが適切であるとしています。例えば同じ「調味料」であっても、合成品と天然物由来の物質を含み、アミノ酸、核酸、有機酸、無機塩類など、全体で七四品目もあります。アミノ酸類だけでも三八品目があり、また「酸味料」には二九品目が含まれ、二二品目の「苦味料」の多くは種々の植物から抽出されます。天然物からの抽出物には、精製の純度が低ければアレルゲンの可能性もありますので、表示が不要であるために内容がわからないのは問題です。

3.3　食品添加物表示の諸外国との比較

米国では、食品添加物は原則として一般名（物質名または慣用名）で表記され、食品添加物の全部が表示されます。用途名併記は保存料、膨張剤、イーストフードなど五種であり、一括名表示は、香辛料、香料、ガムベースとその軟化剤だけです。

許される慣用名は連邦規則（CFR）に規定されていますが、ほとんどが正式名で表示され、多くても一物質の名称は二種であり、日本のように一〇種もの別名や簡略名・類別名はありません。

また、米国では、表示の順番は、食品の原料と食品添加物を含めて使用量の多い順に記載します。日本では、食品原料の表示の次に食品添加物を表示しますので、多量に使われる加工デンプンのように食品の主要原料であっても、表示の順番は食品原料の後になります。先にも述べましたが、米国の食品添加物には、日本では食品に分類される食塩や香辛料、異性化糖などが含まれ、約一六〇〇種になります。

ＥＵでは、添加物の物質名をすべて表示しますが、その場合、二二種に分類される用途名のどれかと、物質名かまたは物質に付けられた三桁の認識番号を併記します。例えば、Ｅ３３０はクエン酸で、Ｅ３３１はクエン酸ナトリウムです。この認識番号が三九二種の全食品添加物に付けられており、一覧表によって物質名が容易にわかります。一括名が許されるのは、香料とガムベースに限られます。物質名はほとんどが一種で、簡略名と別名は多くても三種類であり、類別名の記載も許されますが、実際には見あたりません。

韓国での食品添加物表示は、用途名と物質名を表示し、用途が複数の場合はその主要目的を記載します。食品添加物名は主に一種であり、簡略名が認められるものがありますが、その数は一〜二種で、またカロチノイドなどの類別名は使えません。物質の簡略化には元素記号のNa、K、Caなどが使えます。添加物の一括名表示は認められず、使用したすべてを表示します。また元来使う必要のない添加物について、「○○○無添加」などと表示することを禁止しています。

このように主要国では、誰でもその気になれば、食品表示からすべての食品添加物の物質名（内容）を明確に知ることができ、日本の現状とは大違いです。また、目的とする用途名と物質名の併記を義務づければ、代替物利用による虚偽的な「保存料無添加」などの表示はできなくなります。

各国の食品添加物表示と比べてみて、日本の場合はまだまだ内容の精確さという点では見習うべきところがあると思います。

〈コラム〉

食品添加物の国際的な整合性と行政責任

日本の食品添加物の数は、指定添加物と既存添加物を合わせて、二〇一六年末で八一四品目と、EUの約二倍もあります。しかし品目によっては、欧米に比較して指定された物質が少なかったり、先進国では一般に安全とされる（GRAS）物質が未承認であったりします。なおアメリカの食品添加物は約一、六〇〇種もありますが、日本とは制度が異なり、食塩やコショウ、異性化糖なども食品添加物に分類されています。また日本では、乳化剤など多くの食品添加物に使用対象と添加量の制限がありません。先進国では安全性の高いものを除きますと、多くの食品添加物には使用対象と使用量が規制されています。

国によって食品添加物の種類はある程度異なりますが、特に食品香料とその原料の場合は、国際的な整合性が不十分でした。例えば、海外では香料に用いられるアセトアルデヒドや下剤としても使われるひまし油などは、日本では過去に認可されていませんでした。そのために、それらを使った会社（協和香料化学）は食品衛生法違反を問われて倒産しました。ひまし油は百年間も使われてきました。アセトアルデヒドは多量に摂れば毒性がありますが、元来動植物に含まれ、飲酒後のアルコールは体内で酸化されてこの物質になります。アセトアルデヒドは、アメリカでは香料用に年間八〇トン以上が消費されます。問題になった香料を使った菓子中のアセトアルデヒドは、〇・〇四ppm程度の濃度で、その安全性には全く問題がありませんでした。しかし、この香料を使ったキャラメルなどの菓子は、大手三社だけでも七〇〇〇万個が市場から回収され焼却されました。これらは明らかな過剰反応で、黙ってやり過ごした製菓会社は賢明でした。日本では消費者のゼロリスク志向が強すぎます。

一方輸入食品では、それに含まれる未承認の香料物質や、多数の国で承認済みの放射線で殺菌した原料を含んでいても、輸入の申請書に無記載であれば見逃されます。また個別の食品添加物の認可状況は海外との差があったため、過去に中国製肉まん（酸化防止剤のＴＢＨＱ使用）やレトルトカレー（乳化剤のポリソルベート使用）などで、大々的な回収がありました。輸入品で最も多い食品衛生法違反は、以前はＴＢＨＱとポリソルベートの二物質でしたが、後者は後に日本でも食品添加物に指定されました。

このようなことが起こった理由は、厚生労働省による食品添加物の指定承認は、業者からの申請があって初めて手続きが行われたためでした。申請には多額の費用がかかりますから、一般的な物質について個別企業による申請には無理がありました。しかし最近の厚生労働省の方針として、国際的に安全性が確認されている物質は、企業からの要請がなくても指定を検討することになりました。そこで厚労省から食品安全委員会に、五二の品目について安全性の検討依頼がなされ、指定食品添加物の数が次第に増加しています。

3.4　食品添加物の全体表示と消費者への情報伝達のギャップ

二〇一一年十二月に「消費者が食品表示から知りたい情報は何か」という目的で、消費者庁食品表示課が一、〇八三名のＷｅｂアンケートをまとめています。その内容の一部は、食品表示法にも反映されているように思います。

幾つか紹介しますと、加工食品を購入する際何を参考にしているかということですが、一位が価格です（九二％）。以下、消費期限・賞味期限（八七％）、原材料名（七三％）、内容量（七一％）、輸入品の原産国・製造国（七〇％）、原料の原産地名（六八％）、そして食品添加物（六一％）となります。その理由の一位は「安全性を確かめるため」です。

また、アンケートでは現行表示の「わかりやすさ」についても調べており、「わかりやすい」と答えた割合は加工食品の「名称」（九〇％）、「内容量」（八二・八％）、「原材料名」（七九・四％）、「消費期限・賞味期限」（七六・〇％）、「製造者、販売者等の名称及び所在地」（七五・〇％）はわかりやすいという回答が多かった反面、「アレルギー（特定原材料）の表示」（五〇・五％）、「食べ方、調理方法に関する事項」（五一・一％）、「遺伝子組み換え表示」（五五・二％）、「食品添加物」（五七・八％）、「輸入品の原産国・製造国」（五八・〇％）のその割合は下がっています。

わかりにくい理由として、すべての項目で四～六割の人が「文字が小さい」と指摘しており、「大切なことだけを表示してほしい」との考えも多くあるようです。他方、欧米の食品表示では原材料や添加物が細かい字でびっしりと印刷されています。

どちらが良いかは、消費者の判断によるところですが、知りたいことが見やすく、たやすく知り得ることが大切です。

食品添加物の表示名については、「用途名の方を必須とする」（七一・一％）が「物質名の方を必須とする」（二八・九％）を上回りました。用途名を必須とする人は、物質名だけ見ても、その素性や役割がわからないというものです。

こうしたアンケートを見ても、表示についての要望は意見の分かれるところもあり、あちらを立てればこちらが立たずという感じで、限られたスペースにこうした要望をバランスよくどう入れ込んでいくか、まだまだ検討の余地は大きいように思います。ただ、加工食品を選ぶ時に確認することらの項目の理由が、消費者にとっては「安全性の確認」だということは忘れてはなりません。

表示が多くなりすぎてラベルに印刷の余地がない、との食品製造業者の方の声は大きいのですが、字を小さくする、ラベルを大きくするなど、その他、工夫すべき点があるのではないでしょうか。

二〇〇三年に公布された「食品安全基本法」の制定へとつながった「BSE問題に関する調査検討委員会の報告書」には、「消費者は安全な食品を十分な情報を得た上で、選択できることを保証される権利を持つ」とされています。そして、「こうした消費者の権利を保証するために、生産、加工、流通、販売を含む『農場から食卓まで』のフードチェーンにおいて、携わるすべての事業者は、食品の安全性の確保および正確な情報の提供に関する責務を有する」としています。

表示項目の増大は、何も日本に限ったことではありません。EUのように用途名と認識番号の表示も一つの解決方法でしょう。食品添加物に関心のある消費者は、物質名や用途名からそれらが何であるかを理解できます。

一方で、食品衛生法の原則では、食品添加物全体の物質名表示を定めながら、類別名表示や一括名表示を認めています。こうしたことを改め、用途名と物質名を併記した、消費者にわかりやすい表記を考案してほしいと思います。

ＥＵの前身であるＥＥＣは一九七九年から、食品添加物の全体を、化学物質名か三桁のＥ番号（Ｅ３３０など）で表示させました。そこで起こったことは、Ｅ番号は見やすいために消費者がＥの数の多い商品を避けたため、業者は食品添加物の有効性をＰＲせずに、できるだけＥの数を減らしたことでした。日本の食品添加物の数は世界一で、数多くの物質を使うことができますが、記号による全体表示を義務づければ、ＥＵと同様のことが起こるかもしれません。

3.5 日本の食品添加物が抱える問題点

国によって食品添加物の成り立ちの歴史が異なりますので、各国間で承認された物質が異なり、また添加基準に差異があるのは、やむを得ないことと思われます。前述のように、日本の食品添加物は香料と一般食品添加物を除いて、二〇一七年末に八一四品目がありＥＵの約二倍と、先進各国と比べて数が多いのが特徴です。この原因は、天然物に由来する既存添加物が三六五品目と大変多いことと、国際的な整合性の面から指定添加物が増加する傾向があるためです。日本の食品輸出は少なかったのですが、最近はアジア諸国への輸出が増加中で、二〇一四年には六、一一七億円になりました。しかし、各国の食品添加物の制度はポジティブリスト方式で、前述のとおり既存添加物利用の場合は、輸出ができないものがあります。

国際的に通用する食品と食品添加物

先進国の食品添加物のなかで、日本の既存添加物三六五品目中に含まれるものは、欧州連合（EU）で約六〇品目、アメリカは約一〇〇品目です。EUとの大きな差の原因を見ますと、次のようになります。

着色料（食用色素）

化学合成される着色料の指定添加物の数は、日・米・欧でほぼ同数の約三〇種類です。日本の着色料は九三品目で、その六三品目が既存添加物であり、主に植物からの抽出物です。EUの着色料は五〇品目で、これらのうち一九品目が日本の既存添加物に属します。

甘味料

日本の甘味料は二五品目中、合成品七品目、既存添加物一八品目です。EUの甘味料は一五品目ありますが、合成品一〇品目、日本の既存添加物が一品目、キシリトールなど日本では食品に属する甘味料が四品目です。

保存料

EUの三九品目に対し、日本では二六品目（うち既存添加物八）と少なめです。

酸化防止剤

ＥＵの合成品二九品目に対し、日本は合成品が一八品目、既存添加物が五一種、合計で六九品目と二倍以上になります。酸化防止剤では、合成品のＢＨＴ、ＢＨＡ、亜硫酸塩、ビタミンＣ類、ビタミンＥのトコフェロール類が主に利用されます。既存添加物の酸化防止剤には、茶、甘草、そばの抽出物、ローズマリー抽出物など五〇種もあります。しかし、既存添加物の酸化防止剤の多くは、実需がないか、またあっても需要は少量です。

日本の添加物にＥＵなどとの大きな差異が生じた原因は、添加物の表示制度にありました。日本では食品添加物が忌避され、合成の食品添加物、特に着色料、保存料、酸化防止剤は毒物であるかのように嫌われました。前述のように、既存添加物は以前は天然物として表示の必要がなく、食品に自由に利用できました。そこで、表示不要の天然由来の添加物が研究され、次々に新しい天然系の添加物が開発されました。これらの添加物を野放しにしておいた行政のつけが、既得権の維持を生み、多数の既存添加物の認可につながりました。

一九九五年の食品衛生法の改正当時、四八九種もあった既存添加物は、二〇一六年末に三六五に減りましたが、三六五種の中にも実需がないか、あっても少量なものが多いと推定されます。

現在はすべての既存添加物に表示義務がありますので、今後は既存添加物と指定添加物との間で、安全性、効果と価格の競争が強まるとみられます。しかし、既存添加物が原因で、日本の加工食品が、海外輸出はおろか援助物資にも使えないようでは、それらの将来は限られるでしょう。日本の食品添加物のＷＨＯへの登録が急がれます。

使用対象と添加量の規制の制定が急がれる

世界保健機関（ＷＨＯ）の食品コーデックス規格は、食品添加物の安全性確保と、添加物が世界貿易の障壁にならないように工夫されています。食品添加物の規格や使用基準は、コーデックス規格に準拠していれば、安全性に問題はないとされています。

アメリカでもＧＲＡＳの食品添加物以外は、使用対象の食品と添加量の制限があり、ＡＤＩ値を考慮した利用がなされます。しかし日本の場合、かなりの数の食品添加物に、使用の対象と添加量の制限がなく、ＡＤＩの定めもありませんので、この点について使用基準の制定が急がれます。

４．食品添加物のリスクとベネフィット

食品添加物が忌避されるようになった歴史的経緯や、行政的な問題、規格基準の制度自体がもつ不十分さなどについて述べてきました。嫌われるにはそれなりの理由があるものの、それを不十分ながらも乗り越え、今日の日本の食生活を支える大きな役割を果たしていることも事実です。

食品添加物を感情的に受け入れられないという方の一〇〇人に一人でも、この制度の安全性を支えている仕組みや、そこに携わって試験をしている科学者や技術者、添加物の量を計測するのに、

スーパーマーケットに買い出しに行く保健所の担当者、貿易の利害が絡む添加物の国際的認可のさや当ての中で交渉する専門家の人たちに、少しでも心を動かしてくださった方がおられたら、ありがたいと思います。

食品添加物は食中毒の防止などの安全性、風味、コストダウンなどにおいて重要な働きをしています。しかし日本では長年にわたって、大部分の消費者が中学・高校で「食品添加物は有害であり、できるだけ避けるべき」と教育されてきました。しかも、食品添加物の利点を知る消費者はごく少数派であって、多くの人は添加物に否定的な考えをもち続けています。そこで、そうした意識に乗じて、「社会的正義」と「社会的不正」という構図で「食品添加物悪玉論」が展開されています。出版業やメディア、インターネットを利用した個人の発信も含めて、「食品添加物擁護論」はほぼ皆無です。

高級な加工食品類には劣りますが、そこそこの品質をもった製品を、比較的安価に提供してくれるのが現在の加工食品市場です。この市場では、コストを削る合理的な生産方式で、美味で、付加価値の高い商品を提供できる企業が生き残れます。缶詰めやレトルト食品のように滅菌された食品を除きますと、安全で食中毒のないことが、食品企業にとって最重要な課題です。そのためには、食品添加物が重要な役割を演じます。

しかし、センセーショナルな主張に関心が集まり、「食品添加物はくずのような原料を用いて、本物のように仕上げる薬品である」などとの主張もありました。確かに、タンパク質をつなぎ合わせる酵素を使えば、くず肉から安価なサイコロステーキができます。アミノ酸などの食品添加物と粉末エキスなどを調合しますと、美味なスープがつくれることも事実です。しかしスープの場合、添加物価格はそれほど安価でなく、それなりの加工が必要ですから、製品コストは本物とそれほど大きな差がなくなります。確かに、利益のために添加物を悪用したり、虚偽的な表示で消費者を欺す悪徳業者がいるかもしれません。しかし、通常の製造業者は材料を十分に吟味して入手し、一定の品質で、しかも安価な製品の製造を心がけています。

チョコレート菓子や、大規模な肉まんの回収を起こした酸化防止剤のＴＢＨＱは、国内では使用が認められていません。過去には輸入食品などで、食品添加物が原因の大規模な食品回収が行われましたが、それらの原因は認可された添加物の国際的整合性の欠如によっていました。また法律が不備のために、多数の既存添加物が現れては消えるなど、かなり無駄なことも行われました。

食品添加物は食品そのものとはいえませんが、「不要」なものを「添加」するのではなく、現代の食生活を支える食品を生み出す原材料の一群と考えても差し支えないと思っています。このことを、折に触れて思い出していただければ幸いです。

〈コラム〉

「食べること」、それは「自然の危険物」との知恵比べ

人間にとって「食べる」というのは大変なことで、食べて安全か？　害がないか？　というのは、今も昔も変わらない大きな問題です。私たちは野菜とか魚介類、肉類を食べますが、野菜の場合だと灰汁を取ります。これは虫たちに食べられないよう、自衛のために野菜たちがある種「毒」をもつということです。魚介類も食べやすく加工して、寄生虫などを防ぐために煮たり焼いたりします。野菜にしても、原野ではなく畑という、育つのに恵まれた環境をつくればその毒も少なくなります。

ワラビは、世界保健機構（WHO）の専門機関である国際がん研究機関（IARC）の発がん性リスク表のグループ2Bにランクされています。それを湯通しして灰汁を抜き、発がん物質を取り除いて食べているわけです。

がんの原因でも「食品」そのもののリスクは、タバコよりやや大きいといわれています。そうした危険を、調理法を工夫することで避けてきました。その人間の知恵はすごいもので、食品衛生法で基本的に食用が禁止されているフグの卵巣を、塩漬けや糠漬けにして食べているところがあります。石川県の美川、金石、大野地区です。

フグ毒のテトロドトキシンは、三〇〇℃の加熱でも分解されず、人の経口摂取による致死量は一〜二mgで、青酸カリの八五〇倍の毒性をもつとされています。

二年ほど漬け込むと毒が消えるようですが、なぜかは解明されていません。このようにして、いかにして食べられないものを食べるように工夫するか、食糧がない時期でも保存して飢えないようにするか、知恵を出して考えて作り上げてきたのが、食品の加工・保存法です。食品添加物というものもその一つの構成部分です。

科学技術が発達し食品も化学的に分析され、食品そのものの中に含まれる化学物質を、他の原料からもつくることができるようになり、食品の加工・保存に利用されるようになりました。しかし、それは動植物からエネルギーを得るという人間の食べる工夫から外れたものではなく、その延長線上にあるものです。

第１部補遺

ゼロリスクではなく、どの程度のリスクを社会全体のコンセンサスとして受け入れるか――

●「安全」ということをどう考えるか

人が生きていくということは、家族、会社、地域社会、国、国際社会、そして自然などに何らかの関わり合いをもって生活し、そして人は一生を終えていきます。人間の苦悩は「生老病死」に関わることですが、種々のそうしたリスクに遭遇することは、避けられません。そこにゼロリスクは本来存在しません。

食品添加物をテーマに論じてきましたが、科学的な「安全」という根拠を根底に据えつつも、心情的な「安心」ということも含めて、リスクを個人としても社会としてもどの程度なら許容できるかが、それぞれの立場の人に問われているのではないかと考えています。

ここで言うリスクとは、「危害（ハザード）」と「暴露量」との掛け算となります。そして、安全とは、安心感も含めての社会的な約束事で、様々な基準値は、それを議論する値です。

米国や英国では、一九七〇～八〇年代にかけて「受け入れられないリスク」についての研究や議論がなされています。欧米が主導する国際規格ＩＳＯには「安全」についても定義されていて、そ

表14　一般的な生活で起こるリスク、１年間の死亡率（確率）の日米比較

リスク	日本	アメリカ	
喫煙（１日10本）		0.04	(4/100)
交通事故	0.006	0.008	(6～8/1,000)
自動車の運転（年間1.6万キロ）		0.005	(5/1,000)
産業従事者の事故		0.0003	(3/10,000)
水難	0.0007		(7/10,000)
火災	0.0006		(6/10,000)
自然災害	0.00003	0.0005	(3～50/10万)
雷に打たれる	0.000002	0.00001	(2～10/100万)
食品（主に中毒）	0.0000001	0.000001	(1～10/1,000万)

資料：アメリカはFDA、日本は中央環境審議会。確率１は１年以内に死亡

こには、「（安全とは）受け入れられないリスクからの解放」とされています。

米国などでは、食品中の発がん物質を、どの程度までなら「安全」と見なすかということで議論が起こり、一つの化学物質について、がんになる確率が「一万人に一人」から「一〇〇万人に一人」という基準に落ち着いたということです。

アメリカの食品医薬品庁（ＦＤＡ）は、人の一生を通じて一年間に起こる、食品による死亡リスク（死亡の確率）を10^{-6}（百万分の一）と推定しました。種々のリスクに関して、喫煙や交通事故による死亡率などと比べたアメリカのデータを、日本の中央環境審議会のデータとともに表14に示しました。食品に関わる死亡リスクは、一般生活での日常的なリスクと比べて無視できるほどで、日本では一千万人に一人（一億人に一〇人）とされます。しかも食品による死亡はほとんどが食中毒によるもので、日本では過去二〇年間に年間最大で二一人、多くは一〇人以下で、ゼロの年もあ

りました。

日本では、まだまだ社会的に「安全」に関する議論は不足しているかもしれませんが、実際的にかなり高い社会の安全性を実現できているように思われます。

●食品リスクの考え、日本と欧米の比較

ここに、日経産業新聞の一九九八年の調査で「日常の安全を最も脅かしていると思う要因」の日米比較があります(図11)。この調査は要因を一つだけ選ぶもので、全回答を集めると一〇〇%になります。日本では、残留農薬が四五%、食品添加物が三四%、病原菌(食中毒)は七%ですが、アメリカは病原菌六八%、残留農薬一六%、食品添加物一%でした。実際、病原菌による食中毒が最大のリスク要因で、犯罪や事故を除くと食品中の農薬残留による健康被害の報告はなく、米国人はかなり現実的な判断をしていたことになります。しかし食中毒死はアメリカでは年間五千人に達することがあって、市民は自衛が必要であり、日本ではゼロの年もあることとは対照的です。

イギリスにも食品基準庁(FSA)による、食品の安全性に関する事柄別の調査結果があります。FSAはBSE事件後に設立された食品安全を管理する行政機関で、日本の食品安全委員会とは異なり、強い権限をもっています。二〇〇三年に行われた食品安全に関する問題意識の調査は次のような順で、食品添加物は問題になっていません。

食中毒六〇% ＞ 残留農薬四五% ＞ BSE四二% ＞ 動物の飼育状態(健康)四二%

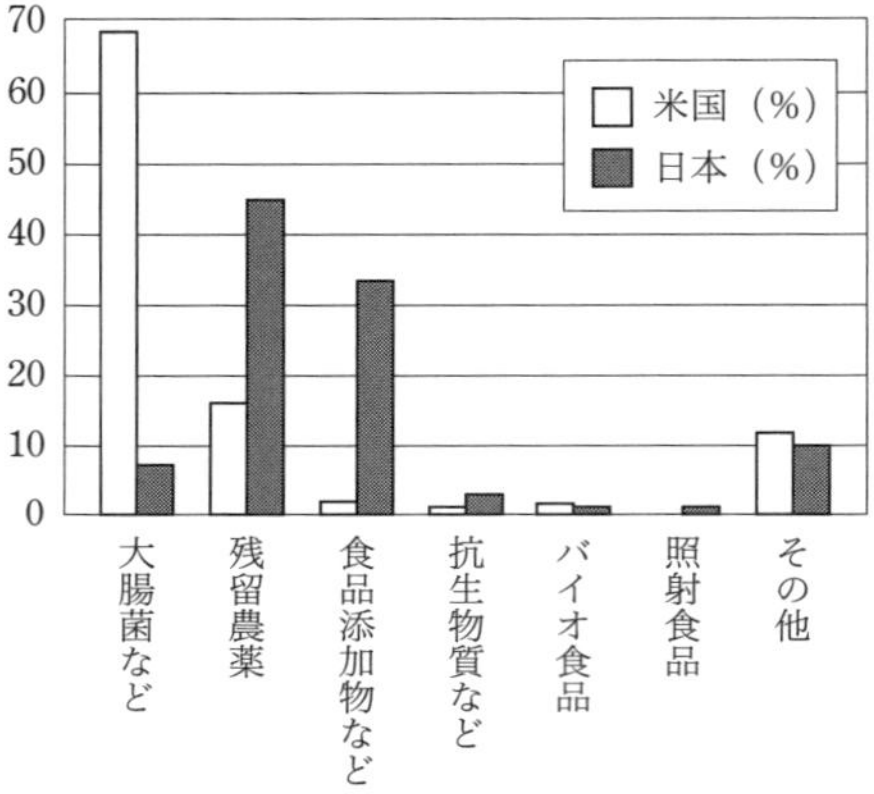

図 11　食品の安全性を最も脅かしていると思う要因
（日経産業新聞　1998.5.26）

＞ 飼料（混合される抗生物質、農薬）三九％
＞ 遺伝子組み換え食品三八％　＞ 食品アレルギー一六％

米英両国の消費者は、発がん性その他の食品の健康リスクにおいて、食品添加物の安全性について、ほとんど問題にしていません。それは実際のデータにも表れていると思われます。しかし日本は、実際のデータと消費者の考えはかなり乖離しています。これは、社会におけるリスクについて裁判を起こして議論し、その結果を受け入れている社会と、そうでない社会の違いかもしれません。

科学技術や社会の変化につれて、食品に限らず今後も様々なリスクが発生してくると思います。そこで、こうしたリスクに対し社会としてどう立ち向かい対処していくのかを、科学的な数値を基礎としながらも、立場の違いを越えて作り上げていく、その強さと柔軟性を私たちももつべきではないかと考えています。

第2部　輸入食品と残留農薬

第2部は、輸入食品と残留農薬問題です。輸入食品の安全性では、七五～八〇％の人々がこれらを安全でないと考えています。なかでも最も不安が大きいのは、残留農薬問題などが絡んだ中国からの輸入食品です。先ず、この中国からの輸入食品問題を取り上げて、次に、残留農薬についても考えてみたいと思います。

1. 中国産の冷凍ホウレンソウ事件

消費者の輸入食品の安全性に対する懸念が大きくなった背景には、二〇〇〇年代に相次いで起こった中国からの輸入食品の農薬などの問題があります。

1) 二〇〇二年「冷凍ホウレンソウの残留農薬問題」〈クロルピリホス〉
2) 二〇〇五年八月「冷凍ウナギ加工品の残留合成抗菌剤問題」〈マラカイトグリーン〉
3) 二〇〇七年十二月「冷凍餃子での食中毒事件」〈メタミドホス〉
4) 二〇〇八年九月「メラミンによる粉ミルク汚染事件」〈メラミン〉
5) 二〇〇八年十月「冷凍インゲン食中毒」〈ジクロルボス〉

これらの中で大きな衝撃をもって消費者の食品安全への信頼をゆるがせた、二〇〇二年の冷凍ホウレンソウ問題を見てみます。

二〇〇二年に民間団体が、中国産の冷凍ホウレンソウから有機リン系殺虫剤クロルピリホスを検出したと発表し、厚生労働省の調査結果でそれが確認され、一時輸入がストップする事態となりました。

当時の食品衛生法には、加工食品への残留農薬規制はありませんでした。冷凍野菜は加工食品なので、その時点では、法律に違反したわけではありませんでした。しかし、生ホウレンソウについては、クロルピリホスの残留農薬限度量が設定されており、その値は〇・〇一ppmでした。日本ではこの農薬をホウレンソウに使いませんので、科学的評価を経た限度量ではなく、とりあえずの対処として残留限度〇・〇一ppmを設定していたにすぎません。

しかし、中国ではこの農薬をホウレンソウに使用しており、残留基準は一ppmと、日本の一〇〇倍でした。こうした両国の基準値の違いで、中国産冷凍ホウレンソウが違反の矢面に立たされることとなったのです。調査の結果、日本の残留基準の二～一〇倍（〇・〇二～〇・一ppm）、なかには二五〇倍（二・五ppm）の例もありました。こうしたことを、代表的マスメディアがこぞって「危険」と大きく報道したために大問題になりました。

一方、二〇〇二年当時の、日本のクロルピリホスの残留濃度基準がある野菜では、アスパラガス五ppm、ダイコンの葉で三ppm、コマツナで二ppm（現在一ppm）で、ホウレンソウの二〇〇～五〇〇倍となっており、この基準から考えて、〇・〇一ppmという数値は、健康面への安全という観点からは、全く問題にならない量であったといえます。

しかし、「生ホウレンソウの基準値を超えている」ということで、マスメディアが大きく報道したため社会不安が生じ、一時的に中国からの冷凍ホウレンソウの輸入はストップせざるを得ない状況になったわけです。その後安全対策がとられ、本格的に輸入が再開されたのは、二〇〇四年からでした。

1.1 安全な食品輸出入に向けた日中両国政府と企業

日本政府は二〇〇二年五月に、中国政府に対して本件の原因調査を要請し、中国政府もまた次のような厳しい措置をとりました。

1）同年六月、日本向けホウレンソウに対してクロルピリホスの使用を禁止
2）生産企業への残留農薬検査室の設置、加工前検査の奨励、農薬管理強化を指導
3）同年八月、輸出入野菜検験検疫管理弁法を制定・施行
①地方検験局に登録された生産企業及びその圃場で生産されたもののみ輸出可能
②企業及び圃場に農薬使用の管理等を行う植物保護員を設置
③圃場では作物の種類、農薬の使用方法を限定
④クロルピリホスが検出された圃場については、登録を保留または取消し

これらの施策が行き届き、日本での検出事例がほぼなくなったのは二年後の二〇〇四年で、この年から本格的な輸出入が再開されました。

日本の企業や中国の企業レベルでもこの問題について取り組みがなされ、日本側では二〇〇四年五月に中国の野菜を取り扱う企業により、「輸入冷凍野菜品質安全協議会」が立ち上げられました。また第一回日中冷凍野菜品質安全会議が二〇〇五年九月に「残留農薬マニュアル」をつくり、「日本の食品輸入制度」をテーマに、上海で約八五社、二〇〇名を集めて説明会が開催されました。また、二〇一五年九月には九回目が中国杭州市で開催されています。

この間、冒頭に挙げました諸事件が起こりましたが、二〇〇二年当時と比較すると格段の安全対策が両国の政府、企業の努力で成し遂げられたと言えるのではないでしょうか。

1.2 事件の教訓

当時の残留農薬の基準は、生鮮野菜と果物についてだけ定められていましたので、冷凍加工された野菜の禁輸には法的な根拠が薄弱でした。しかし、そうした法律論を押し流す世論の声は、国を越えた安全対策へと両国政府を動かすとともに、しかし一方では大量の廃棄物を出すことになりました。

こうした原因の一つに、食を通して国と地域が結びついている現在、異なる制度や生産様式に対して整合性をとる手順が十分整備されていなかった、ということが言えるのではないかと思います。

野菜による残留農薬の許容量が国により差があることは調べればわかることです。なぜそれが放置されていたのか、ということです。考えられることとしては、一般の農薬について全作物への許容量を定めるには、莫大な手間と時間がかかるということがあります。そのため残留農薬の許容量が未定の作物については、一律基準として〇・〇一ｐｐｍを限度値として設定し、順次安全評価をして残留値を決めていくという方向でした。ただ、日本では、問題となった農薬をホウレンソウには使っていなかったので、この問題が起こるまで放置されていたのかもしれません。

もう一つ考えられることとしては、野菜類に用いる特定の農薬について、その摂取量を増やさないためには、一方に設定される基準値が多い野菜があれば他方に少ないものが必要です。そのようにして野菜に由来する農薬の摂取量を、一日摂取許容量（ＡＤＩ）の八〇％以内に収めるように工夫しています。

クロルピリホスのＡＤＩは〇・〇一mg／kg／日で、成人の一日摂取量で〇・五～〇・六mgになります。一方でアスパラガス五ｐｐｍ、ダイコンの葉三ｐｐｍ（現在二ｐｐｍ）、コマツナ二ｐｐｍ（現在一ｐｐｍ）との設定があったので、ホウレンソウは微量の〇・〇一ｐｐｍのままであったのかもしれません。

現在でも多くの農産物でのクロルピリホスの残留は〇・一～一ｐｐｍですが、ホウレンソウは〇・〇一ｐｐｍのままです。表15にそれらの数値を示しました。参考に二〇一三年の群馬県アクリフーズ社で、故意に混入された農薬マラチオン（別名マラソン）の数値も掲載しておきます。

表 15 食品中に残留する農薬クロルピリホス（A）及びマラチオン（B）の限度量（ppm）

	A	B		A	B
コメ	0.1	0.1	にんじん	0.5	0.5
小麦	0.5	8.0	トマト	0.5	0.5
大麦	0.1	2.0	なす	0.2	0.5
とうもろこし	0.1	2.0	きゅうり	0.05	0.5
そば	0.01	2.0	かぼちゃ	0.05	8.0
大豆	0.3	0.5	えだまめ	0.3	2.0
小豆類	0.1	0.5	いんげん(生)	0.2	0.5
えんどう	0.05	0.5	みかん類	1.0	0.5
そらまめ	0.05	0.5	りんご	1.0	0.5
らっかせい	0.2	8.0	なし	0.5	0.5
ばれいしょ	0.05	0.5	もも	1.0	0.5
かんしょ	0.1	0.5	いちご	0.2	0.5
さとうきび	0.1	0.5	ベリー類	1.0	8.0
だいこんの根	0.5	0.5	ぶどう	1.0	8.0
だいこんの葉	2.0	0.5	バナナ	2.0	2.0
かぶの根	1.0	0.5	くり	0.2	8.0
はくさい	1.0	2.0	ナッツ類	0.2	8.0
キャベツ	0.05	2.0	茶	10.0	0.5
こまつな	1.0	2.0	すいか	0.01	8.0
ブロッコリー	1.0	5.0	うり類	0.01	2.0
レタス	0.1	2.0	ほうれんそう	0.01	2.0
たまねぎ	0.05	8.0	しいたけ	0.01	4.0
ねぎ	0.2	8.0	その他	0.01	0.01
アスパラガス	5.0	8.0			

ホウレンソウの事件は騒ぎが大きかっただけに、輸入野菜の残留農薬についての関心は高く、商社などの輸入業者と生産者の品質管理がこの事件を通じて一気に向上したことは、大変な進歩であったとともに関係者の方の努力に対して、敬意を表したいと思います。

翌二〇〇三年の輸入ホウレンソウの検査では、違反件数が激減しました。またこの事件をきっかけとして、二〇〇三年に食品衛生法が改正され、二〇〇六年五月二十九日より、一定量を超えて農薬等が残留する食品の販売が原則禁止されるという制度（残留農薬のポジティブリスト制度）が施行されました。

2. 残留農薬のポジティブリスト制度

以前は輸入食品などに、日本では基準が設定されていない残留農薬が数多く含まれていました。これらの農薬は、その量が多く検出されても法律違反にはなりませんでした。つまり、取り締まる法律がなかったからです。

しかし、このような制度上の欠陥が、二〇〇六年のポジティブリスト制度の導入で是正されました。残留基準が定められた農薬は少数ですが、前述のように、日本で基準が未定の農薬でも国際基準や先進各国に基準があれば、それを暫定基準として用いることができます（図12）。

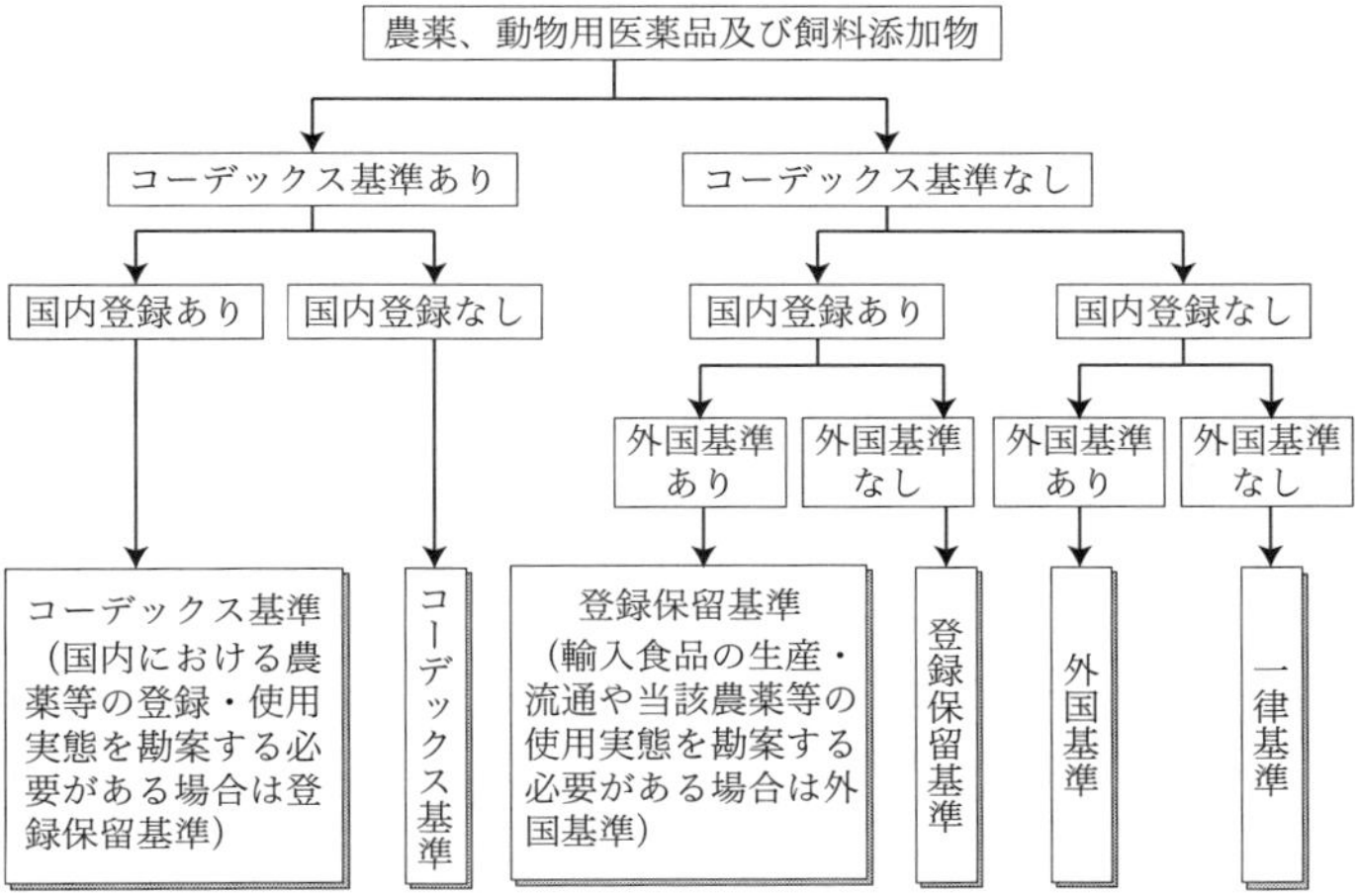

図 12　新たに残留基準を設定した際に用いた基本の流れ
厚生労働省 HP より

2.1 農薬類のポジティブリスト制度の概要

現在、国際的に食用農作物に使用が許されている農薬は七一四種です。国内でよく使われる農薬は約三五〇種ですが、輸入品にはそれら以外のものが含まれます。これら七〇〇以上の農薬類のなかで、ポジティブリスト制度の制定以前は、国内に残留限度の基準があるものは農薬二五〇種と、動物用医薬品の三三種だけでした。つまり、残留限度基準がないものは取り締まれなかったわけです。

このような状況から消費者の安全をより確実にするために行われた方策が、農薬のポジティブリスト制度です。日本では農薬に分類される動物用医薬品と飼料添加物を加え、当時のリストの対象になった農薬類は七九九種類でした。その後追加があり、二〇一三年には八〇三種類

表16　ポジティブリスト制度による799種の農薬等対象農薬と作物など

農薬等とは	①農薬、②動物用医薬品、③飼料添加物	
	従　来	2006年5月29日以降
基準値または暫定基準値設定数	283種 うち農薬専用250種 動物・薬　33種	799種 (うち農薬専用553種)
基準設定農薬以外	対象外とした	すべて一律基準値 0.01 ppm以下
規制対象	農産物 133 その他　40	すべての食品

になっています。

しかし、二〇〇六年当時でも、日本では約七〇〇種の農薬、動物用医薬品、飼料添加物がポジティブリスト化され、食品に使える農薬の総数が七九九種になっていました（表16参照）。ポジティブリスト制度とは、このリストに記載された物質だけが使用できるという制度です。

七〇〇種以上の農薬中で、基準値が定められた農薬の残留量は〇・一～五ｐｐｍ程度ですが、基準値が未定の農薬が約六〇％あり、それらの残存農薬値はすべて一律基準として、〇・〇一ｐｐｍ以下と定められました。

多数の農薬に対して残留が〇・〇一ｐｐｍ以下というのは、大変厳しい制限です。食品安全委員会で安全審査が行われ、二〇一三年には約二〇〇種に新基準が定められましたが、基準値が未定の農薬がまだ数多く残っています。

リストに記載された農薬で、国内で残留基準が定まっていないものは、先進各国の基準を参考にして暫定基準が設定されました。これらのほかにも、炭酸水素ナトリウム（重曹）

やソルビン酸などの食品添加物が農薬に登録されていましたが、これらのほぼ無害な六五品目の物質は、ポジティブリストから除外されました。

2.2 ポジティブリスト制度が対象とする「農薬等」

この制度の対象となるものには、農薬に分類される物質―殺虫剤、殺菌剤（植物病の防除）、殺虫殺菌剤、除草剤、殺そ剤、植物成長調節剤、誘引剤、展着剤、天敵、微生物剤のほかに、飼料添加物と動物用医薬品が含まれます。

戦後、日本の農薬生産と消費は、DDTやBHCなど新農薬の出現で急激に増加しました。初期には殺虫剤の生産量が、農薬全体の七〇％以上を占めましたが、次第に殺菌剤と除草剤の生産量が増加し、近年は殺虫／殺菌／除草の農薬量の比率が四：二：三程度になりました。農林水産省によると、農薬出荷量は二〇年前に五〇万トン以上ありましたが、新製品の開発で次第に効能が高まって使用量が減り、近年は二三万トン程度になっています。なお、この「農薬」とは、その有効成分と助剤、溶剤などを含む製剤の量です。農薬工業会によると、生産額は年間三、三〇〇億円程度で横ばいが続いています。

殺虫、殺菌、除草剤の作用はだれもが理解できます。植物成長調節剤とは、いわゆる成長ホルモンの類で、作物の成長を早めたり遅らせたり、開花や実のつきを促進するなどの薬品です。また、特定の害虫を引きつける（誘引剤）フェロモンや、害虫の天敵になる昆虫を飼育したものも農薬に属します。

飼料添加物は食品に用いられる食品添加物に相当しますが、日本では農薬に分類されます。アメリカでは、飼料添加物を食品添加物に含めています。飼料添加物は、ウシ、ブタ、ヒツジ、ニワトリなどの家畜や家禽、養殖魚の栄養補給、成長促進、健康維持の目的で使われます。また、飼料の変質防止や保存性向上のための添加物も飼料添加物に含まれます。それらには食品添加物と同様に、ビタミン、ミネラル、アミノ酸などの栄養剤と、防カビや抗菌剤、防虫剤、酸化防止剤などが含まれます。

飼料添加物が食品添加物と大きく異なる点は、飼料には動物の病気予防や成長促進のために抗生物質、抗菌剤、回虫などの駆虫剤、ホルモン剤などが添加され、これらが日本では農薬に属することです。ＥＵでは日本とは異なり、二〇〇六年に飼料への抗生物質添加を全廃しました。またＥＵや日本では、動物の生育促進のため用いるホルモン剤の飼料への添加を禁じています。しかし抗生物質やホルモン剤の投与は動物の飼育に有効で、飼育コスト低減のために不正利用が絶えないようです。

農薬のポジティブリスト制度によって、それまで残留基準が未定であった農薬に対して、許容残留量を一律に〇・〇一ｐｐｍ以下と定めたことにより、これを超える量を含む農・畜・水産物と加工食品について、販売を禁止することができるようになりました。また、リストにない農薬を含む食品、残留限度を超えた食品は、国産、輸入品共に販売できません。

食品安全委員会は、毎年約一五〇品目の農薬について安全性評価を行うことになっています。安全性評価の対象は、原料の生鮮食品から、次第に加工食品にも広げられています。食品原料の農・畜・水産物中の残留農薬分析は難しくありませんが、種々の原料を用いた加工食品の農薬分析は困難で、不可能と思われるものも数多くあります。

2.3 残留農薬の一律基準〇・〇一ppmの妥当性と分析技術

二〇〇五年頃までの残留農薬の分析法は農薬を個別に分析するものが多く、例えば、一〇種以上の農薬を同時に分析する方法はごく限られていました。しかし、最近の技術進歩で、分析用機器のガスクロマトグラフィーや液体クロマトグラフィーに質量スペクトル分析を組み合わせて、一度に一〇〇種類もの農薬の分析が可能になりました。クロマトグラフィーとは、試料に含まれる多数の物質を個々に分ける分析装置です。質量スペクトル分析とは、物質の分子をイオンにして、質量／電荷の比によって分離し、その物質が何であるかを識別する装置です。これらの装置によって、多くの農薬はppb（十億分の一）の単位の数値まで、かなり容易に測定できるようになりました。

〇・〇一ppm（＝一〇ppb）という数字は、強い発がん性のあるカビ毒のアフラトキシンの、食品への残留が許される限度と同じなので、大変厳しい数字といえましょう。この〇・〇一ppm

濃度は、牧草に付いた〇・〇一ｐｐｍの農薬をウシが食べて、それが肉や牛乳で検出された場合に、販売禁止になる恐れがあるという数字です。

この数値の妥当性について説明しましょう。日本人が最も多量に食べる食品は米で、大体一日に一五〇g程度を摂ります。米以外に同じ食品を毎日一五〇g以上食べることは少ないでしょう。一五〇g中の〇・〇一ｐｐｍは一・五マイクログラム（μg）になります。一マイクログラムとは一mgの1/1,000で、この量はカビ毒などの発がん物質の食品中残留限界値です。同じ残留農薬を一生摂り続けることはあり得ないことですから、〇・〇一ｐｐｍという濃度は極めて安全性の高い数値です。しかし、多くの農薬の毒性はアフラトキシンよりも大幅に低いために、科学的には度を超した数字かもしれません。

2.4　ポジティブリスト制度と輸入食品の安全性向上

残留農薬のポジティブリスト制度の発足で、生鮮野菜や農産加工品を輸入している、輸入冷凍野菜品質安全協議会参加の食品企業や輸入商社、生協などの安全対策がさらに進んでいます。

日本が二〇一四年に輸入した野菜は約三一〇万トンで、その半数弱は中国産でした。輸入業者は現地での農産物入手経路を改善し、それまでの農家から仲買人が買い付ける方式を、契約による単一作物の大規模栽培に変え、栽培履歴のトレーサビリティーを確実にしてきました。

また輸入量の多い食品企業は、生産段階からの管理を強化し、現地での分析体制を確立しています。この種の努力の結果とみられますが、ポジティブリスト制度施行から一〇年以上が経過し、この間、輸入食品の残留農薬などの違反件数は次第に減少しています。

農林水産消費安全技術センターの輸入食品調査

農林水産消費安全技術センター（ＦＡＭＩＣ）は、ＪＡＳ法に照らして食品の公正な流通を監視しています。同センターでは二〇〇五年に、九カ月間にわたって輸入の生野菜と冷凍野菜、果物の残留農薬検査を行いました。サンプル総数は四七〇で、ほぼ半数が中国産であり、その半分が冷凍野菜でした。他の国の件数は多い順に、タイ、アメリカ、フィリピン、ニュージーランドでした。これらのうち三七品目（約八％）から農薬が検出されましたが、基準値を超えたものはありませんでした。生鮮品と冷凍野菜では、特に国による農薬残留率に差はありませんでしたが、アメリカ産かんきつ類の農薬残留（食品添加物のカビ止めを除く）は高率でした。なお、原産国が中国のキノコ類二〇サンプルからは、農薬は検出されませんでした。

次いで二〇〇六年には、店頭から集めた輸入野菜と果物四四〇試料について、違反の可能性が高い農薬の検査が行われました。試料の内訳はオレンジ一〇〇点、カボチャ、サヤエンドウ、タマネギ、バナナは各六〇点、冷凍ホウレンソウ六〇点、ブロッコリー四〇点でした。これらのなかで残留基準値を超えたものは、ベトナム産のホウレンソウ九点のうちの一点だけでした。

厚生労働省の調査

厚生労働省は一九九一年から毎年、地方公共団体の約百カ所と協力し、検疫所や衛生研究所で国産と輸入食品中の残留農薬を調査しています。食品衛生法では農薬の残留基準が生鮮農産物について定められ、加工食品は取締りの対象外でしたが、一九九七年度からは加工食品を含めて調査が行われています。

二〇〇〇年度には二五〇農薬を対象に、延べ約四七万件の検査が行われました。ポジティブリスト制度施行前の二〇〇四年度は、延べ二四四万件、施行後の二〇〇七年は三七一万件、二〇一二年

表17　2007～2012年度　食品中残留農薬検査結果について（厚生労働省）

2016年12月

	検査数			検出数						基準値超過数					
	国産	輸入	計	国産	%	輸入	%	計	%	国産	%	輸入	%	計	%
2007	1,169,633	2,548,835	3,718,468	3,374	0.29	8,658	0.34	12,032	0.32	48	0.004	441	0.017	489	0.013
2008	1,140,672	2,991,348	4,132,020	3,140	0.28	8,424	0.28	11,564	0.28	38	0.003	483	0.016	521	0.013
2009	1,199,747	3,200,253	4,399,000	3,303	0.28	8,839	0.28	12,142	0.28	40	0.003	422	0.013	462	0.011
2010	1,284,451	3,049,606	4,344,057	3,818	0.29	8,881	0.29	12,699	0.29	73	0.006	365	0.012	438	0.010
2011	1,337,488	3,027,607	4,365,095	3,425	0.26	8,525	0.28	11,950	0.27	78	0.006	378	0.012	456	0.010
2012	1,281,284	2,903,459	4,184,743	3,717	0.29	8,687	0.30	12,404	0.30	46	0.004	325	0.011	371	0.009

度は四一八万件になりました。これらの数字を表17にまとめました。なお近年は分析精度が向上したため、ppb単位（一〇億分の一、ppmの1/1,000）でも残存したものには、「残留プラス」と記載されます。

検出率は国産と輸入共に〇・三％以下で、基準値を超えたものは国産品で〇・〇〇五％（二万件に一件）、輸入品で〇・〇一％（一万件に一件）でした。

表中の「検出数％」とは、ある農産物中に特定の農薬が残存した％で、農産物中に何らかの農薬が見いだされた％ではありません。そのため、農産物の検査農薬数を増やすほど残留農薬が認められる確率が高まり、その農産物の農薬検出率が高まります。

二〇〇六年のポジティブリスト制定の後は、検査農薬数がそれ以前の約二・五倍になりましたので、残留農薬の検出率が大幅に増えています。しかし、生鮮農産物から何らかの農薬が検出された確率は、過去におよそ四〇％前後でしたが、残留基準値を超えたものは稀でした。

世界で用いられる農薬は七〇〇種強もあり、多くの農薬と、それを使った農産物には残留基準が定められていませんでした。そこで、全体の六〇％程度の農薬分析データは基準値がないものに分類されました。現在では、分析される農薬の数が毎年増えているにもかかわらず、残留が認められたものは減少しています。

例えば、二〇〇〇年度の残留率は〇・六〇％でしたが、二〇〇三年度〇・二三％、二〇〇四年度〇・二〇％と減少しました。また、基準値を超えたものは、二〇〇〇年度に〇・〇三％でしたが、〇三年度以降は〇・〇一％（四万分の一）以下になっています。

たまに残存量が基準値を超えた食品があっても、基準値は一日摂取許容量（ＡＤＩ）の１／１００程度に定められていますから、健康には何の影響もありません。なお、残留農薬分析には時間がかかりますので、報告されるデータの年度はかなり古いものになります。

農薬の残存の程度は、過去には国産品より輸入品で検出率がやや多めでしたが、最近は同程度になっています。なお畜産食品では、農薬残留が国産品に多く、輸入品には少ない傾向がありました。畜産物については表示していませんが、基準値を超えたものはありませんでした。これらの結果から、残留農薬検出に関してはその頻度と基準値を超える数が非常に少なく、国内で流通している食品中の農薬残留濃度はかなり低いと見られます。

以上の結果から厚生労働省は、残留農薬の一日摂取許容量（ＡＤＩ）に占める割合はいずれもＡＤＩ値を大きく下回り、安全上の問題はないとしています。

3. 食品安全委員会の調査と輸入食品

二〇〇六年二月に、食品安全委員会は「食品の安全確保についての施策の浸透状況」の調査を行いました。対象は食品安全モニター四七〇人と一般消費者で、一般消費者の調査はインターネットで行われ、千人から回答がありました。この調査で「一番注意しなければならない食品由来の健康影響は？」の問いに対する回答は、表18のとおり、共に「輸入食品の安全性」が最多になりました。この調査は一項目だけを選ぶもので、複数回答のできる調査より関心の度合いが正確に反映されると思われます。食品の健康影響に関して食中毒は二、三位ですが、厚生労働省の統計では年間の食中毒による死亡はゼロ～一五人、食中毒被害は数万人でした。しかし、家庭での無届けの中毒被害を含めますと、実際の食中毒被害はその数百倍はあるだろうとされています。

このような食品安全上の懸念に関する調査結果は、実際の食品関連のリスク（危険性）とは大きく異なります。食品に関して明白な健康被害を及ぼすリスクは食中毒だけで、現在、輸入食品、食品添加物、残留農薬に関するリスクはゼロに近い状況です。食中毒では死者が出る場合もありますが、近年はアレルギーや犯罪を除くと、輸入食品、食品添加物、残留農薬が原因の健康被害は知られていません。

食中毒の大部分は病原菌によるものですが、食品に含まれる重金属その他の毒物なども中毒の原因になります。この調査の数年前までは、アンケート調査に食中毒が挙がることは稀でしたから、食の安全に関する日本人の考えが、ある程度実態に即したものになってきたことがわかります。欧米の同様

表18　食品安全委員会、2006年の食品由来の健康影響調査

一般消費者		食品安全モニター	
①輸入食品の安全性	33%	①輸入食品の安全性	37%
②食品添加物	29%	②食中毒	33%
③食中毒	24%	③食品添加物	16%
④残留農薬	13%	④残留農薬	7%

な調査では、常に食中毒が最上位になります。

それでも消費者は輸入食品の安全性について不安を感じていて、調査結果から、それらの主なものは病原菌、食品添加物、残留農薬です。

二〇一一〜一二年度には税関での安全性確認の通関検査で、輸入食品の総件数約二一〇万件中その一〇〜一一％について検査されました。最近は輸入件数が増えたために検査の比率は下がりましたが、二〇一三年度は二一九万件中九・二％、二〇一四年度は二二二万件中八・八％について検査されました。アメリカでは輸入食品の検査率は約一％、韓国は二〇％以上ですが、日本の検査率は世界でもかなり高い部類に入ります。

これらの輸入食品は、穀物、野菜・果実などの農産物、畜産物、水産物、およびそれらの加工食品です。厚生労働省は毎年八月に、前年度の輸入食品の監視統計を公表しています。輸入食品は図13に示すように、二〇〇六年までは増加し、重量で約三、四〇〇万トンに達し、その

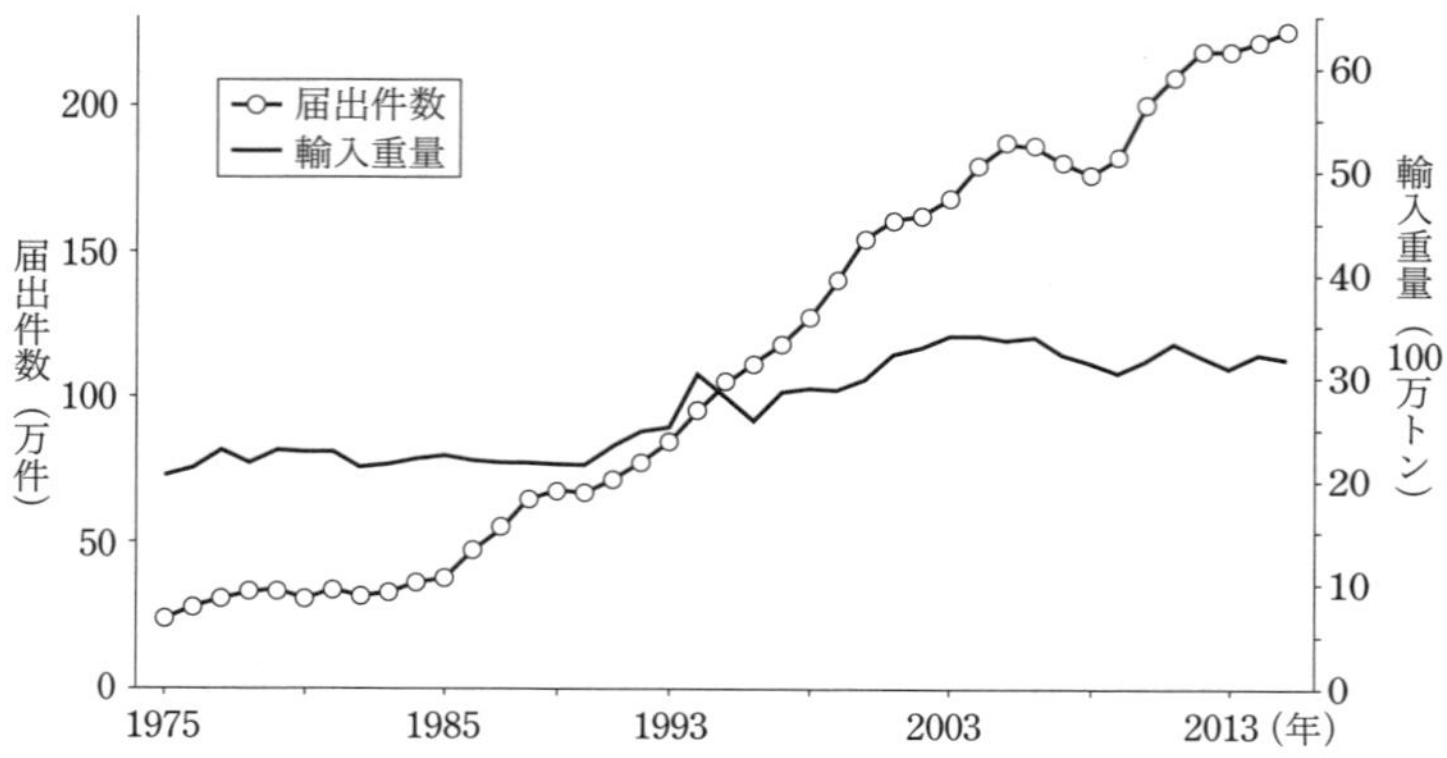

図13　年別輸入・届出数量の推移

後は輸入量の減少と増加があって、最近は三、二〇〇万トン程度で横ばいが続いています。

一方、輸入の届け出件数は毎年増加傾向が続き、二〇一二年度に二一八万件になり、その後は微増に止まっています。輸出国別では、輸入件数が最大の中国は全体の三〇％程度であり、次いでアメリカの約一一％になっています。

二〇一四年度の輸入食品の内容を重量で示すと図14のようになります。これらのなかで輸入量が最大の品目は、アメリカからのトウモロコシの三五三万トンです。この食品輸入統計には、農林水産省が管轄する飼料穀物のトウモロコシなど約一、四〇〇万トンは含まれません。また、食品輸出国別の重量でみますと、アメリカが一、一四〇万トン（三六％）、中国が三七八万トン（一二％）、オーストラリアが二〇九万トン（六％）と上位を占め、合わせて五四％になります。加工食品を含めてこれらの食料は、全国の港湾や空港の検疫所、国に登録された国内外の検査機関などで検査されます。

食品の安全検査については、国以外に地方自治体も検査を行い、その検査総数は年間約四〇万件で、国産が四割と輸入が六割の構成です。国産食品の数は膨大ですから、国産品の検査率は極めて低いことになります。しかし、輸入品と国産品の安全性を比較した場合どちらが安全かは、多くの調査結果から大差がなく、残留農薬では輸入品からの検出率が低い傾向があります。

輸入品全部は検査できませんので、厚生労働省は毎年検査を計画し、違反の多いものに重点を置くなどの効果的な監視指導計画を定めています。検査結果で違反になる食品は、年度による差

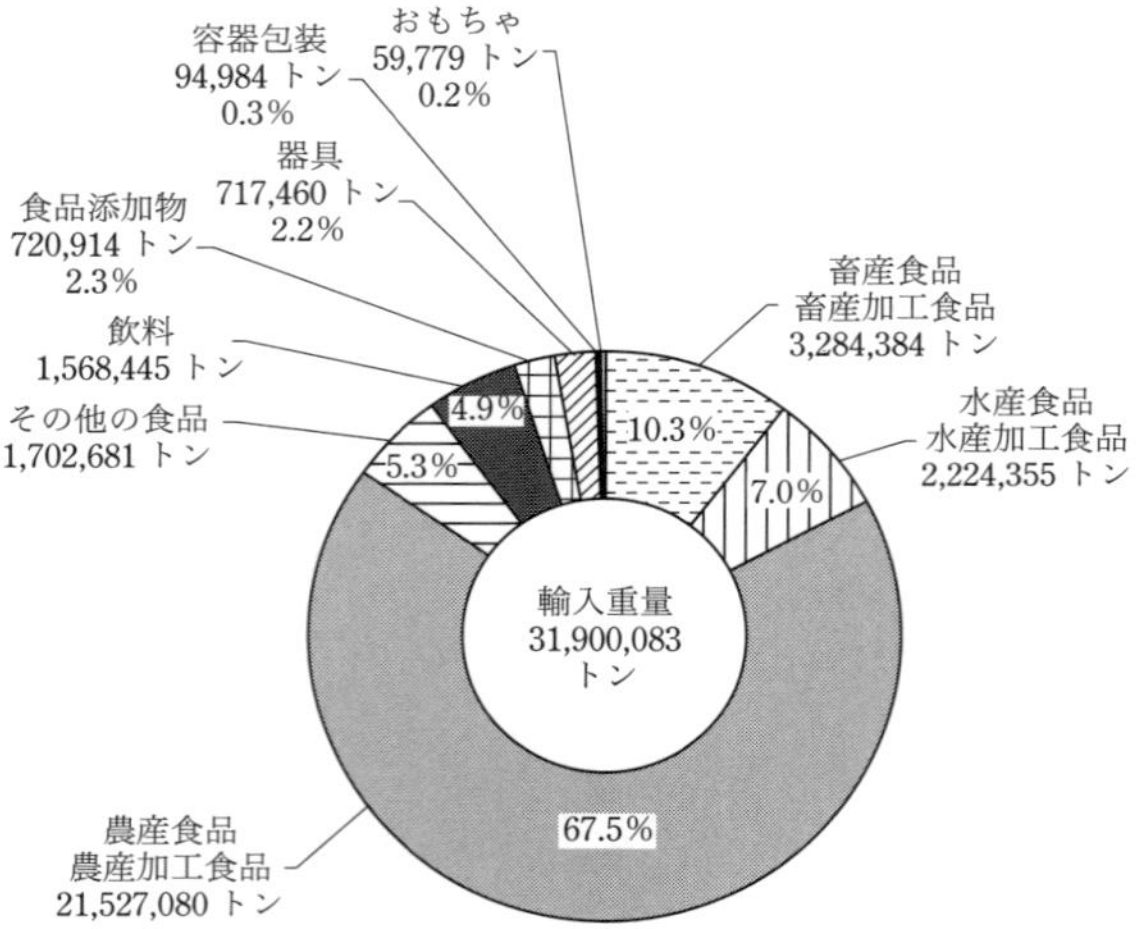

図 14　品目分類別輸入重量の構成（2014 年度）

があり、毎年一、〇〇〇〜一、五〇〇件程度になっています。検査件数に対する違反率は、二〇〇五年は〇・五〇％で、二〇〇六年は〇・七七％と増加しましたが、これは残留農薬のポジティブリスト制度の影響とみられます（輸入食品統計は二〇〇六年までは一〜十二月の年次、二〇〇七年からは四〜三月の年度で集計）。

この一〇年間の輸入食品の検査数に対する違反率は、最低が二〇一二年度の〇・四七％で、通常は〇・五〜〇・七％程度となっています。これを相対的にみれば、近年は約二〇〇万件強の輸入食品中の九〜一三％が検査され、残りの八七〜九一％は無検査ですから、単純計算では一万件以上の違反がある勘定になります。しかし、検査は違反率が高いものに重点を置いて行われますので、実際の違反はそれより少なめと推定されます。

厚生労働省の輸入食品の監視統計に示される違反の割合は、検査結果による違反数を、届け出件数全体に対する%で示しています。そのため、〇・一%以下という数値でも、違反の実態はその五倍以上と推定されます。

4. 輸入食品の検査はどのように行われるか

二〇〇六年一月、BSE問題で禁輸となっていたアメリカ産牛肉の輸入が再開されましたが、脊骨が付いたものが成田検疫所で見つかり、直ちに牛肉禁輸措置がとられました。調査の結果、生産したアメリカの食肉処理業者はこれが最初の日本への輸出で、輸入業者も初めての輸入であったとのことでした。他の日米の食肉業者や流通業者には大迷惑だったろうと思われます。不注意や見逃しは大変な事態につながります。

韓国でも、二〇〇七年四月に再開されたアメリカ産牛肉から危険部位の背骨が発見されて、八月から再び輸入禁止になりました。しかし、こうした不注意から起こる違反は稀で、前述したように、検査された輸入食品の食品衛生法違反は意外に少ないのです。

4.1　輸入食品の検査制度

輸入食品の検査は、戦後の一九五一年（昭和二十六年）から始まり、最初は一一名の食品衛生監視員が、全国六カ所の検疫所で検査しました。その後食品の輸入は増え続け、一九七二年には監視員による検査以外に、指定検査機関の制度が発足しました。一九八二年になりますと、検査業務が検疫所の仕事になり、全国一九カ所の検疫所に五九人の監視員が配置されました。一九八二年の輸入食品の届け出件数は約三二万件、重量で二、一五〇万トンでした。二〇〇四年には一七九万件の届け出があり、輸入量が最大の三、四二七万トンになり、二〇一四年には届け出数二二二万件で輸入量が三、二四二万トンになりました。この間、輸入の届け出件数は毎年増加しており、小口の輸入が増えました。

現在、検疫所は全国で三二カ所、主要な貿易港と国際空港に設置されています。二〇一四年は、通関の届け出件数の多い順に、東京（三七%）、成田（一二%）、大阪（一二%）、横浜（一〇%）、名古屋、神戸、その他の順となっています。

検疫所の検査部門は通関数の多い八カ所に置かれ、横浜と神戸の検疫検査センターでは、高度な分析技術を要する検査を行っています。検疫所の監視員も増加を続けており、二〇〇五年三〇〇名、二〇一〇年三八三名、二〇一四年には三九九名の体制になりました。それでも輸入食品の検査数は限られますので、別途、国の指定を受けた民間の検査機関なども検査を行っています。これらを合わせた検査数は毎年増えて、輸入全件数の九〜一三%になりました。

食品輸入では輸入が届け出制度になっており、先ず検疫所への書類の届け出の段階で、その内容に法律違反がないことが確認されます。輸入される食品のすべてを検査することが理想ですが、その一部しか実施できないのが現状です。厚生労働省が毎年定める輸入食品監視指導計画に従って、業者に対する「行政指導による検査」、検疫所の「モニタリング検査」、違反の可能性が高い品目への全体検査である「検査命令」が行われます。

検査で違反が発見されますと、その物資は輸出国への積み戻しか、廃棄または食用以外に転用されることになります。一方、生鮮食品など、検査の結果を待ってから流通したのでは鮮度が落ちてしまうものもあります。そこで、種々の輸入検査省略の制度が設けられています。それらについて簡単に説明します。

(1) 事前届け出制度

サケ、ウナギ、マグロなど一八種の魚介類とキノコ、おもちゃ、食品容器などは、輸入日の七日前から検疫所に輸入の届け出をすることができます。輸入品に食品衛生法上の問題がなく、届け出の記載内容が適正であれば、直ちに通関が可能です。

(2) 計画輸入制度

小麦、大豆、大麦、酒類、コーヒー、めん類、瓶・缶詰めなど四〇品目は、業者が初めて輸入するときに輸入計画書を提出します。また、既に輸入実績があるものはそのデータを添付します。記載内容に問題がなければ、一年間は届け出なしで自由に輸入ができます。

(3)　海外公的機関の検査受け入れ

日本政府に登録した輸出国の公的検査機関が発行した検査成績書があれば、輸入時の検査が省略されます。

(4)　継続輸入制度

食品の製造業者、原材料、製造方法などが同じであれば、製品が継続して輸入される場合、一年間は検査を省略できる制度です。清涼飲料、アルコール飲料、食肉加工品の四〇～六〇%がこの方法で輸入されます。ワインや濃縮果汁は自主検査結果を検疫所に提出すれば、それ以降は何年でも無検査で輸入できます。

(5)　輸入食品等事前確認制度

輸出国の業者の申請によって、輸出する製品が日本の食品衛生法に適合することを審査し、合格すればその業者を登録します。登録された食品は以後三年間、輸入時の検査成績書が不要になります。

(6)　食品等輸入届出書添付書類登録制度

輸入業者が継続輸入しようとする食品が、過去の検疫所の審査に合格した証明書を、日本輸入食品安全推進協会に登録しますと、輸入届け出への添付書類を一年間省略できます。

(7)　品目登録制度とコンピュータ書類審査

継続輸入する食品を登録すると、一年間は登録番号の入力だけで輸入届け出が完了する制度です。近年は手続きがオンラインによる届け出になり、コンピュータ上で自動審査が行われ、通関手続きが大きく改善されました。

4.2 輸入食品の検査と食品衛生法違反

一九九五年の食品衛生法改正までは、輸入食品の検査は国が検疫所で行ってきました。現在は、検疫所による行政検査（モニタリング検査）と、国が指定した民間検査機関の検査の二本立てになっています。また、輸出国の公的機関の検査も含まれます。さらに輸入業者は、違反を起こさないために自衛の自主検査を行っています。

検疫所では、厚労省の年度方針に従って「モニタリング検査」を行います。この検査は、食品の輸入量や過去の違反、海外情報などに基づいて、検疫所が行う検査です。モニタリング検査は、輸入食品の食品衛生法違反を監視するため、計画的にサンプルを定めて行います。その結果によって、違反の可能性が高い品目の、同一国の同じ種類の食品について、業者への「検査命令」が行われます。このやり方は、原則としてある食品に違反が一回起こりますと、その食品の検査率を五〇%に引き上げ、二回以上の違反ではすべてを検査させる「検査命令」になります。

発がん性のあるカビ毒のアフラトキシンなどの毒物が、穀物のトウモロコシや小麦、落花生など

表19　各年の輸入食品の届出数、検査数、違反数の状況

年度	届出件数（千件）	検査数（千件）	検査割合%*	行政検査%	民間検査%	違反件数	違反件数%／届出件数 **	違反件数%／検査数
1995	1052	141	13.4	5.8	7.1	948	0.09	0.67
1997	1183	99	8.4	3.5	4.7	775	0.07	0.78
1999	1404	109	7.7	3.5	4.4	948	0.07	0.87
2001	1607	110	6.8	2.8	4.1	992	0.06	0.90
2003	1683	171	10.2	4.2	6.4	1,430	0.08	0.84
2004	1791	189	10.5	3.6	7.1	1,143	0.06	0.60
2005	1864	189	10.2	3.5	6.7	935	0.05	0.49
2006***	1859	199	10.7	3.3	7.5	1,530	0.08	0.77
2007	1797	199	11.0	3.2	8.1	1,150	0.06	0.64
2008	1959	194	11.0	3.3	8.0	1,150	0.06	0.59
2009	1821	232	12.7	3.1	10.1	1,559	0.09	0.67
2010	2001	247	12.3	2.9	9.8	1,376	0.07	0.55
2011	2096	232	11.1	2.8	8.6	1,257	0.06	0.54
2012	2181	223	10.2	2.9	7.7	1,053	0.05	0.47
2013	2185	201	9.2	2.8	6.8	1,043	0.05	0.51
2014	2216	195	8.8	2.6	6.8	877	0.05	0.44

*　行政と民間の2検査の他に外国の公的検査機関の検査0.2～0.6%を含む
** 検査で発見された違反件数の全輸入件数に対する%
*** 2006年までは年次統計で、2007年から年度統計（4月～3月）

で発見されると、直ちにその輸出国の該当品に全件検査が命じられます。検査命令の対象は二〇〇六年には四二品目となりました。この原因は、ウナギ、ウーロン茶、キクラゲ、落花生、トウモロコシその他で、農薬のポジティブリスト制度移行の影響が大きかったためです。

「検査命令」では、国が輸入業者に検査を命令し、業者は登録民間検査機関に検査を依頼して、その結果を検疫所に提出します。しかしこれら検査では、検査の結果が出る頃にはその食品が流通されていることがあり、違反があった場合は輸入食品の回収が行われま

表20 2006年の国別輸入件数、検査件数と違反率、08～14年度の違反／検査件数の％

2006年次の輸入件数上位15カ国のデータ				2008年以降は各年度の違反率%						
2006年次（違反／検査）率				2008	2009	2010	2011	2012	2013	2014
	輸入件数	検査件数	(%)	(%)	(%)	(%)	(%)	(%)	(%)	(%)
中国	578,524	91,264	0.58	0.29	0.35	0.26	0.25	0.22	0.31	0.26
アメリカ	196,858	18,127	1.32	0.78	0.90	0.70	0.79	0.81	0.51	0.39
フランス	191,869	5,283	0.51	0.58	0.50	0.40	0.34	0.20	0.30	0.26
タイ	122,043	17,527	0.68	0.66	0.73	0.84	0.78	0.71	0.62	0.58
韓国	96,014	12,732	0.20	0.66	0.46	0.57	0.58	0.45	0.51	0.67
オーストラリア	73,806	1,847	0.60	0.26	0.67	1.45	1.04	0.54	0.45	0.24
イタリア	72,800	3,884	0.75	1.00	1.04	0.75	0.77	0.54	0.69	0.52
ベトナム	41,494	9,001	1.63	0.56	0.59	0.87	1.14	0.74	0.47	0.43
ブラジル	31,428	2,090	0.38	1.03	0.85	1.84	0.84	1.02	1.31	1.26
カナダ	30,983	2,545	0.28	0.21	1.71	1.47	1.72	0.99	0.92	0.34
ドイツ	30,824	1,403	0.29	0.43	0.29	0.27	0.10	0.39	0.37	0.55
インドネシア	30,427	7,386	0.41	0.48	0.68	0.51	0.52	0.79	1.00	0.70
台湾	29,270	5,893	0.85	1.08	0.54	0.62	0.68	0.54	0.60	0.24
ニュージーランド	27,488	1,331	0.30	0.00	0.28	0.78	0.22	0.21	0.20	0.29
フィリピン	26,548	1,164	2.06	1.48	0.97	1.06	1.19	0.68	0.61	0.81

す。さらに、危害の発生が予測される場合には、その食品の輸入・販売が禁止されることがあります。

「モニタリング検査」「検査命令」以外の行政検査としては、輸入業者に自主検査を行政指導として行う場合があります。近年は、このような行政検査は全輸入件数の三%程度、登録検査機関の検査は検査命令の分を含めてほぼ八%、両者を合計しますと、全輸入件数の九〜一一%程度になります。

表19に年度別の輸入食品届出数、検査数、違反数、全輸入件数に対する違反の%、検査数に対する違反の%を示しました。発見さ

れた違反の全輸入件数に対する比率は〇・一％以下ですが、ここで重要なのは検査数に対する違反の％で、この数値が実際の違反率に近い数字です。しかし前述のように、違反の多い食品に対する検査数が多くなりますので、全体の違反率はこれらの数字よりは低くなります。

表20は二〇〇六年次と二〇〇八～一四年度についての、輸入件数の多い一五カ国の違反率です。ポジティブリスト制度に移行した二〇〇六年を除くと、近年は先進国のなかではアメリカの違反が〇・四～〇・九％と比較的多く、またカナダとオーストラリアの違反が多い傾向が続きました。アメリカではトウモロコシ、カナダとオーストラリアでは小麦に発がん性カビ毒のアフラトキシン汚染が多かったためです。違反件数は、検査の件数が多いほど増加します。中国からの輸入件数は全体の約三割と多く、違反も二〇〇～三〇〇件と最多です。しかし、検査件数に対する違反の比率は〇・三％以下で、東アジア各国の違反率の1/2～1/3程度、全体平均でも約1/2となっています。

5. どのような違反があるか

5.1　輸入食品の食品衛生法違反

二〇〇八～二〇一四年度の七年間、輸入食品の主な食品衛生法（食衛法と略）違反は、条項別に示すと次のとおりです。

① 食衛法一一条（食品の微生物汚染や食品添加物の規格・基準）：五〇～七〇％
野菜と野菜加工品の残留農薬基準違反
水産物と水産加工品、畜産物の抗生物質や保存料の検出
冷凍食品などへの一般細菌、大腸菌などの汚染
保存料など添加物の対象食品以外への使用、ソルビン酸、安息香酸、着色料など
添加物の過剰量の残存、乾燥野菜の二酸化硫黄（亜硫酸）など

② 食衛法六条（カビ毒など有害物混入、腐敗など販売禁止の食品）：二〇～三〇％
落花生、ナッツ類、香辛料などへのカビ毒付着、有毒魚の混入、貝毒汚染、シアン化合物の
混入、腐敗や変敗した食品、カビ発生食品など

③ 食衛法一〇条（国内で指定されていない食品添加物使用）：五～八％
酸化防止剤TBHQ、サイクラミン酸（チクロ）、食用色素など、日本以外の国で指定された
食品添加物が多い

④ 食衛法九条（食肉、肉製品の衛生証明書の不備）：〇・一～一％

⑤ 食衛法一八条（器具または容器の規格・基準違反）：四～一〇％

⑥ 食衛法六二条（乳幼児用のおもちゃの色素溶出）：〇・二～三％

5.2 違反の具体的内容

輸入食品の安全性監視検査で発見される主な食品衛生法違反は、原料としての穀物、野菜や魚介類などの生鮮食品と、加工食品とでは内容が異なります。また、毎年定められる検査の重点の置き方で、検査結果に多少の差異が発生します。二〇一四年の検査件数は約二〇万件、違反件数は八七七件で、届出件数の〇・〇四%でした。

(1) 一般細菌や大腸菌などの微生物規格違反

農薬がポジティブ制度になった二〇〇六年度は、微生物規格違反は全体で二九七件あり、その内訳は多い順に、中国一一五件(三九%)、タイ六二件(二一%)、ベトナム四二件(一四%)で、これらの大半が冷凍食品でした。違反件数は輸入件数が多いほど増えます。そこで、これらの国からの輸入件数で違反%の数字を割って比べますと、一：二：五になり、中国を一とすると、タイは二倍、ベトナムは五倍の違反率になりました。このことから、東南アジア諸国からの食品輸入には十分な監視が必要と思われます。なお、二〇一四年度の微生物規格違反は二〇七件に減っていました。

(2) 食品添加物に関する違反

食品添加物の違反は過去に多く、二〇〇六年度は二六三件中、中国一〇五件(四〇%)、アメリカ二二件(八%)、インドとイタリア各一五件(六%)でした。同年の食品添加物違反は違反全体の三〇%程度を占めましたが、二〇一四年には一一九件と半分以下になりました。かつては中国産の漬け物などに、甘味料のサイクラミン酸塩（チクロ）が、アメリカ産食品に乳化剤のポリソルベートが検出され、規格違反の上位を占めました。しかし近年は、日本の食品添加物の国際的整合性も高まってきたことから、食品添加物の違反が減少しました。

(3) 有害・有毒物質による違反

二〇〇六年度の有害・有毒物の違反は全体で二四二件あり、この違反のなかで、アメリカの違反は一五二件（六三％）と最多でした。その中で、トウモロコシのカビ毒アフラトキシン汚染が一二八件と、この種の違反全体の五三％であり、数量で一五万トンにも達しました。トウモロコシの輸入は年間一、六五〇万トン程度ありましたが、約八割は農水省が輸入する動物飼料用で、輸入食品の違反件数には含まれません。トウモロコシはアメリカ産の輸入が主体で、食用は三八〇万トン程度ですが、その中に発がん性のあるアフラトキシン汚染が多かったことは重大でした。アメリカ産トウモロコシのアフラトキシン汚染はその後は次第に減少し、二〇一二年には数量で四万トン程度、二〇一四年には七千トンになりました。

(4) 残留農薬についての違反

二〇〇六年度には農薬のポジティブリスト制施行で残留農薬の違反が大幅に増え、全体で四五五件と、前年度の八倍になりました。この中で中国は最多で、一七三件（三八％）でした。次いで、エクアドル八三件（一八％）、ガーナ七八件（一七％）でしたが、これらはカカオ豆の残留農薬違反でした。動物医薬品の違反では、エビやウナギなどへの抗生物質残留がありました。しかし、残留農薬の違反は二〇〇七年以降大きく減少しています。

(5) 各国別の輸入件数と食品衛生法違反件数

輸入の多い一五カ国の輸入件数、検査件数、また検査件数に対する違反率（％）を、先に表20に示しました。同表から違反の少ない中国、ドイツ、ニュージーランド、フランスを除きますと、その他各国の違反率にそれほど大きな差異はないことがわかります。最近は中国の違反率が大変低く、ベトナムやフィリピンなどの1/2〜1/3程度です。前述したアメリカ産のトウモロコシでは、アフラトキシン汚染も大きく減少しています。輸入件数が上位の一五カ国のなかで違反率が二％を超える国はなく、年度と品目による差異はありますが、途上国に特に多いという傾向もありませんでした。

5.3 検査結果の評価と結論

輸入食品の違反状況は、前述したように検査の重点をどの違反に置くかによって、多少異った結果になります。食品のもたらすリスクで最も実害があるのは、第一に食中毒の原因になる微生物汚染です。微生物汚染がある程度進めば、食品の外見や風味、臭いで判断できます。しかし、微生物汚染のうち最も危険なのは病原性大腸菌（Ｏ１５７）やサルモネラ菌など、僅かな菌数でも深刻な病気を起こす食中毒菌です。食品の製造業者や流通業者は、この種の病原菌汚染を最も警戒します。病原菌のリスクは、基本的に国産食品と輸入食品の間に大きな差はありません。したがって、食品が国産であれ輸入であれ、安全対策には細心の注意が払われています。

例数はそれほど多くないのですが、特に厳重な警戒が必要な食品汚染は、カビ毒その他の毒物です。輸入穀類やナッツ類に多いアフラトキシンなどのカビ毒は、微量でも発がんの原因になります。食品添加物に関する違反は、海外で認可され日本では指定のない品目によるものがほとんどで、それらには実質的なリスクはありません。

さらに残留農薬のポジティブリスト制度によって、国産と輸入食品の残留農薬に関しては心配無用です。現在は農薬の安全性が高まったうえに、すべての農薬に残留基準と暫定基準が定められ、また大半の農薬について残留基準を〇・〇一ppmとするという一律の基準が定められました。汎用される通常の農薬に関しては、作物への残留基準が〇・一～五ppmの範囲にあり、残留が〇・〇一ppmを超えた食品を摂取しても、食べ続けなければ実害はありません。

以上をまとめますと、食品が輸入か国産かを問わず、食品の安全性で最も警戒しなくてはならない問題は、病原性微生物の汚染と有毒物質ということになります。そしてこれらは、すべての食品製造業者と流通業者がそのチェックの責任を負い、また常に最大限の注意を払う管理対象となっており、これらのリスク排除には、関連する食品業界全体が常に改善の努力を続けています。しかし、避けられない事故もあり、また不正を行う悪徳者も存在しますので、不正の根絶と行政による不断の監視や取り締まりが不可欠です。

6. 度を超えた中国食品たたき

中国産の食料などの輸出に関しては二〇〇七年春から、アメリカでメラミン入りペットフードによる多数の家畜死亡事故がありました。パナマでは、中国産のせき止め薬中にジエチレングリコールが含まれ、健康被害が起きました。また同年六月には、アメリカでジエチレングリコール入りの中国産練り歯磨き、さらに中国製のおもちゃに鉛が含まれていたり、養殖魚に毒物や抗菌薬が検出されました。

アメリカは中国の重要な貿易相手国になりましたが、中国製食品への警戒心が急速に高まりました。また欧州連合（EU）でも販売禁止になる中国製品が多く、その安全性に対する懸念が高まりました。日本でも二〇〇七年十二月の農薬入り餃子事件、またメラミン入り乳製品事件で、中国製の加工食品への不信感が高まりました。

最近では二〇一四年の、マクドナルドやケンタッキーフライドチキンへ肉類を提供していた中国の食品企業が、賞味期限の切れた肉やカビの生えた牛肉を使ってナゲットやパテをつくっていたことが大きな問題となりました。

散発的にこうした問題は起きていますが、日本が中国から輸入する食品の違反率に関しては、アメリカなどからの輸入食品に比べて少なく、危険性は全体として高くはありません（表20）。

日本は長年にわたって食料輸入大国ですから、輸入食品の食品衛生法違反を起こさないため官民共に大変な努力をしてきました。筆者も中国の状況を見学してきましたが、食料輸入商社や現地の食品製造業者の違反防止策は大変徹底していました。さらに、前述したように、同一品目の違反が二回続いたり大きな違反情報があれば、検査命令によってその品目の全体が検査されます。

そこで、消費者の懸念と安全性の実態とのギャップはどこから生まれるのかということを考えるわけですが、やはり輸出入業者、行政機関の不断の情報交換、そして絶えざる問題の改善に取り組む仕組みができているかどうかが、輸入食品の安全性に大きく影響していると思います。このことは、二〇〇二年に経験した冷凍ホウレンソウの残留農薬問題で、解決に至った経緯を見れば明らかだと思います。

このような状況を知ってか知らずか、マスメディアは過度な中国食品たたきを展開しています。確かに、そうした安全性問題は中国国内での発生が否めないものの、現在、日本の国民の胃袋の一端を中国製食品が支えているわけで、それを抜きにしてリーズナブルな食品提供はできないと思います。

現在、大手加工食品メーカーで、中国産原料の使用や中国での現地生産をしていない企業は少ないでしょう。これらの企業は製品の安全に対し、国内原料以上に細心な安全策を講じています。また中国政府は輸出する食品に対し厳格な検査を行っており、二〇〇六～〇七年の検査合格率は、

ＥＵ、アメリカ、日本向けで九九・九～九九・一％であったとされます。中国産農産物に大きく依存している今日、メディア・消費者の公正で冷静な対応が望まれます。

7. 減少が続いている食品中の残留農薬

これまで述べてきたように、食品のリスクに関して消費者が不安に思う残留農薬、特に輸入食品の残留農薬については、二〇〇六年のポジティブリスト制度の導入により、問題になるほどの農薬残留はほとんどありません。

しかし、日本の単位農地当たりの農薬使用量は、中国、韓国、オランダに次ぐ量で、欧米各国と比べると三～五倍になります。理由としては、日本の夏は高温多湿で病虫害が発生しやすいこと、市場からの農作物への品質要求が異常に高いことがあります。また、病害虫が少ない作物の植え付け面積が大きい米国と総量で比べると、そのような大きな違いが出るようです。農薬工業会のホームページの「農薬Ｑ＆Ａ」に拠れば、「作物ごとの農薬の単位面積当たりの使用量を比較すると、ぶどう（殺菌剤のみの使用量）では日本はアメリカの三分の二、大豆では約二倍」ということで、一律に三～五倍使っているということではありません。

また、この二〇年間に、日本の農薬の製剤としての総需要量は、約五〇万トンから約二三万トンと、半分以下に減少しました。しかし、近年の農薬需要量の減少は緩やかです。夏場の高温多湿では農薬を減らすことは難しく、「味」「品質」の向上とともに、病害虫に強い品種の改良などの研究が進められています。

7.1 残留農薬の減少傾向

日本生協連の調査

少し前のデータですが、日本生活協同組合連合会（日本生協連）では、一九七七年から残留農薬の検査を行ってきました。特に一九九四年（平成六年）年から九七年の四年間に、日本生協連の商品検査センターが食品原材料の農作物と加工食品について、大規模な残留農薬の検査を行いました。各種の農薬（殺虫剤、殺菌剤、除草剤）三二〇種について、輸入品と国産品、生産国、加工の度合い、有機栽培と減農薬栽培の食品などを検査したものです。検査は大変詳細で、二、一三一個のサンプルが分析され、一サンプル当たりの検査農薬数は二二一種に及び、データ数は全体で二九万件以上にもなりました。試料は輸入品が五三％、国産品四〇％、国産・輸入混合品などが七％で、穀類や野菜・果実など加工の度合いが低いものから、缶詰めや菓子類などまでを含みました。

二九万件以上のデータ中、農薬検出率は〇・七七％でした。この数値は、一九九五年の厚生省による農産物からの農薬検出率が〇・七％でしたから、ほぼ一致しています。一つの食品について二〇〇種類以上の農薬を検査し、二、一三一の食品試料から何らかの農薬が見つかったものは四二％でした。しかし、残留農薬が基準値を超えたものは輸入品で五例、国産品は一例でした。一方、残留農薬の検出率を国産品：輸入品で示しますと、殺菌剤一・五：〇・八、殺虫剤〇・九：〇・七、除草剤〇・〇八：〇・〇七と、特に国産品で殺菌剤の残留が二倍程度になりました。このことは、日本の作物に病害が多いことの反映とみられます。

加工食品の農薬検出は、国産品が輸入品の約一・五倍の残留になっています。以上のことから、残留農薬の検出率は国産品の方が多いという結果になりました。一般に消費者は、国産品は安全で輸入品は安全性が低いと思っていますから、意外に思う読者は多いことでしょう。また、輸入と国産ともに残留基準を超えたものはごく僅かでした。

国別の検出頻度の結果はインドとイスラエルが一・九％と多く、中国一・〇％、台湾とブラジル〇・九％、オーストラリアとアメリカ〇・七％、その他途上国と欧州連合（EU）が〇・二〜〇・五％という結果でした。有機栽培と特別栽培（減農薬など）の農産物の残留農薬では、何らかの農薬が検出されたものが、国産品の四四％に対し輸入品は一一％でした。

農薬の適正使用に関する農林水産省の調査

農林水産省は毎年、販売農家の農薬使用の状況と、農産物への農薬残留を調査して発表しています。二〇〇三〜二〇一三年度の調査では、三、八〇〇〜四、七〇〇戸の農家の農薬使用記録によって、農薬の適正使用についてチェックしました。その結果、初年度に八〇戸（二・一％）の農家に何らかの不適正な使用がありましたが、二〇一三年度は六戸（〇・一五%）と大きく減少しています。各年度の不適正使用の内容は次の四例に分類されます。

① 使ってはいけない作物への使用
② 農薬の希釈が濃すぎる
③ 使用から収穫までの日数不足
④ 農薬使用回数が多すぎる

二〇〇四年度の調査では④が一一件と最多でした。二〇〇六～二〇一三年度に行われた調査では、不適正使用の農家が〇・三%程度で推移しており減少しておらず、この間、各都道府県は国から農薬の適正使用を周知徹底する指導を求められてきました。しかし、農薬の使用回数や希釈濃度など、〇・三%程度の不適正使用はなかなか防げないようです。

一方、各農家からの作物出荷時点の農薬残留量が二〇〇四年度に分析されました。農薬は使用後、次第に分解が進みますので、出荷時の量は小売り時点よりも多めになります。しかし、野菜・果物の五五八例中農薬が検出されたものは一三一例（二三%）で、残留基準を超えたものはなく、茶の全一二四例からは検出されませんでした。同様に二〇〇九年度に行われた一、四二一例の作物出荷時の検査では、二例が残留基準を超えていました。二〇一一年度の検査では一、一九〇例（試料数五、九二五）の農作物の一六%に残留農薬が検出されましたが、残留基準を超えたものはありませんでした。

これらは全国の販売専業農家四四万戸の約一％に対する調査ですが、過去一〇年間で農薬利用の知識と技術の改善、使用上の管理改善がうかがわれます。しかし、この農水省調査は農薬の管理水準の高い農家についての結果のように思われます。例えば、山形県産地協議会による二〇一一年度の調査では、出荷前の三、六七〇例の野菜・果物中に三一例（〇・八％）の違反がありました。農業生産では油断や誤使用によって農薬残留が基準値を超え、食品衛生法違反となります。特に基準値が〇・〇一ｐｐｍ以下である作物の場合は十分な注意が必要です。二〇一三年六月には横浜の中央卸売市場で、キュウリと小松菜に七～五五倍の残留濃度違反があり、同年八月には長野県佐久のハクサイに基準値の一〇倍の農薬残留が認められて回収が行われるなど、残留農薬基準を満たすことの難しさがうかがわれます。

8. 消費者はどれくらいの残留農薬を摂っているか

二〇〇三年の食品衛生法の改正以前は、残留農薬の基準は農産物にだけ定められており、冷凍食品を含む加工食品には規定がありませんでした。厚生労働省は一九九七年から、パン、果汁、缶詰め、冷凍食品、パスタ、ビール、乾燥野菜などに関して、地方自治体の協力を得て、加工食品の残留農薬の調査を始めました。調査はその後毎年行われていますが、検査する食品の種類と農薬は年度によって異なり、農薬の種類は一五〇～三六五種でした。これらのデータを基に、国民が食事からどの程度の残留農薬を摂っているかが調べられました。研究は、国民栄養調査を基にしたマーケットバスケット方式（第1部の1.8で説明：食品群ごとの残留農薬量を分析で求め、国民の平均的な食品摂取量によって計算する分析方法）で行われました。

二〇〇三年度分までの結果は次のとおりです。二〇〇一年の調査では、検査総数約一万五千件のうち〇・二%について、〇・〇二～二・一ppmの残留農薬が検出されました。二〇〇二年の調査では、検査総数七、六〇〇件のうち〇・二%に〇・〇〇八～〇・二五ppmの農薬が検出されました。検出された各農薬について、それらの一日摂取許容量（ADI）に対する推定摂取量を比べますと、二〇〇一年度は〇・一九～三一%、二〇〇二年度は〇・〇四～一・七%、二〇〇三年度は〇・〇八～二七%でした。

二〇〇五年度からは、調査する農薬に動物用医薬品と飼料添加物が加わりました。二〇〇九年度は地方自治体など一八の試験機関の協力で三六五種の農薬、二〇一〇年度は二〇機関の協力で二四〇種の農薬を調べました。これらのなかで四七種の農薬が検出されましたが、それらの推定一日摂取量はADIに対して〇・〇一～五・九%の範囲であり、人が一生にわたって食べ続けても健康に影響のない量でした。

一〇年前の数値と比較すると、残留農薬の摂取量は確実に減少しました。どれほど優れた分析装置でも限界があります。したがって、「残留がない」という結果でも、農薬が使われれば、分析の限界値以下の量が残っていると考えられます。そこで、用いた分析法で検出されない農薬では、分析できる限界値の二〇％が一律に残っているとして、一日の農薬摂取量を推定しています。その結果、最大でもＡＤＩの一・七％でした。たとえＡＤＩを多少超える残留農薬を摂ったとしても、実害はありません。

一方、個別の限界値を定めていない食品には、農薬の一律基準である〇・〇一ｐｐｍが適用されます。その基準値を超えた農薬の残留は違反となりますが、たとえそれを食べてしまっても何ら実害もありません。このようなことから、食品中の残存農薬は、原料農産物以外の加工食品についても安全上の問題はないと判断できます。

残留農薬の安全性は、輸入食品と食品添加物の安全性とともに、多くの消費者が最も気にする問題です。しかし、これまでに説明したとおり、残留農薬に関して消費者の健康被害を防ぐために、何重にも安全策が設けられています。そして現状では、ポジティブリスト制度の施行によって、安全対策が確保されていると考えられます。

ここで一つ残る問題は、事故と悪徳者の存在です。輸入食品が通関で検査を受ける比率は一〇％程度です。国産の加工食品は輸入食品よりも品目数がはるかに多いのですが、検査される数は極めて少ないために、事実上は無検査と同様な状態といえます。中国産の冷凍餃子事件や、アクリフーズ事件のように、故意に多量の農薬を混入させても、事件にならない場合は発見される確率は極めて低いために見逃されます。そこで、食品企業の衛生管理者と食品衛生を管理する衛生監視員の役割は重大です。また、農家での農薬管理について、GAP（適正農業規範）などの導入により、記録を残し、第三者が見てチェックできる体制を整えることが必要と思われます。

9. 農薬を巡るいくつかの問題

9.1 環境への影響——新農薬ネオニコチノイドと蜜蜂の失踪・大量死

二一世紀に入って、蜜蜂の失踪と大量死の不思議な事件が増えており、アメリカでは北半球の蜜蜂の1/4が消失したとの推定がなされました。この原因は未だに明確になっていませんが、原因の一つとして、新農薬のネオニコチノイドとの関連が疑われています。タバコに含まれるニコチンは農薬として用いられましたが、人畜に対して強い毒性があります。ネオニコチノイドはほ乳類への毒性を低下させたニコチン類似化合物で、低濃度でも昆虫に対する毒性が高い農薬として日本でも用途が拡大しています。

この農薬には七種類がありますが、その五種類が微量でも蜜蜂の大量死の原因になるという、多くの報告がなされています。これらの事例を受けて、二〇〇〇〜〇八年の間に、フランス、オランダ、デンマーク、ドイツ、イタリアで、数種類のネオニコチノイドの使用が禁止または制限されました。またEC委員会は二〇一三年一二月から二年間、蜜蜂への予防対策として、クロチアニジンなど三種のネオニコチノイド使用を制限しました。

蜜蜂は作物の受粉に役立ち、ＥＵ農業への貢献は年間二・八兆円に相当するとしています。日本でも金沢大学の山田敏郎教授らの研究で、蜜蜂が死なない低濃度のネオニコチノイドの使用で、蜂が巣に戻らなくなって群れが崩壊することが示されました。ＥＵでも引き続き蜜蜂被害の原因究明が進められています。またＥＵでは、ネオニコチノイドに属するアセタミプリドとイミダクロプリドに、人の脳・神経の発達に悪影響を及ぼす可能性が予測され、一日摂取許容量（ＡＤＩ）の低減が検討されました。

ネオニコチノイド類の農作物への残留基準は、農薬の種類と対象作物で異なります。アセタミプリドの場合では、日本の残留基準はＥＵに比べてイチゴで六倍（三ｐｐｍ）、ブドウで二五倍（五ｐｐｍ）、茶で三〇〇倍（三〇ｐｐｍ）と、かなり高濃度に定められています。茶の飲用は人によってはかなり多量になりますが、三〇ｐｐｍが安全であるとする理由は不明です。これらの許容濃度は、ＥＵのみならずアメリカや中国に比べても非常に緩い基準です。なお、アセタミプリドは三笠フーズの汚染米事件の原因物質でした。

ネオニコチノイドの農薬は害虫駆除に関して、従来の有機リン系農薬に比べて効能が優れ、水田や松林などの害虫駆除に空中散布されます。また、少量で効きますから減農薬になります。しかし、日本でも蜜蜂の大量死が起こっており、日本養蜂はちみつ協会によると、二〇一二年にこのような現象が九、八三〇の蜜蜂群で確認されたといいます。さらに農林水産省によると、蜜蜂大量死が二〇一二年度までは年間一〇件程度であったものが、二〇一三年度に六九件、二〇一四年度は七九件と増加しており、同省はこの農薬散布に関して農家と養蜂家の連絡強化などの対策を行っています。なお、ネオニコチノイドの薬害は、この農薬の高い浸透性と残留性にあるとされます。

9.2 飼料添加物、動物用医薬品の抗生物質と耐性菌の出現

食品中でどのような物質を避けたいかについて、アメリカの消費者の考えはかなり具体的で、日本と比較して避けたいとする物質と比率（%）が異なります。食品での忌避行動に関する二〇〇五年発表の米国調査会社の報告で、次の結果が示されました。

①食品製品中の残留殺虫殺菌剤　四二%
②獣鳥肉中のホルモン剤　三八%
③獣鳥肉中の抗生物質　三五%
④保存料　三二%
⑤遺伝子組み換え食品　三〇%
⑥食用色素　二四%
⑦硝酸塩／亜硝酸塩　二二%

これらのなかで、アメリカ人が最も避けたい上位三者は、食品に残留する「殺虫殺菌剤」、食肉に残留する「ホルモン剤」と「抗生物質」です。

日本国内での抗生物質使用は二〇一二年に、人の病気治療に五二〇トン、畜産と水産用が

一、〇八〇トンでした。その内訳は、家畜治療用七三〇トン、飼料添加用と水産養殖用に各一八〇トンで、人の医療用の約二倍が動物に使われています。アメリカでの抗生物質使用は、飼育頭数が多いため人の治療用の四倍が動物に使われるとされ、動物飼料への使用は禁止されていません。抗生物質の多用は、不衛生な環境中での動物の病気予防と、動物の成長促進のためです。また、同じ抗生物質が人と動物に用いられるものもあります。そのため、動物への投与の結果として、ある抗生物質に耐性をもつ細菌で動物が汚染され、人がその菌に感染した場合に抗生物質が効かないということが起こります。

近年は、院内感染で強力な抗生物質のメチシリンやバンコマイシンへの耐性菌が現れ、医療上の大きな問題になっています。このような菌に感染しますと、抗生物質を使った感染症の治療が困難になります。欧州疾病予防管理センターの報告によると、欧州連合（ＥＵ）では薬剤耐性菌の感染症による患者の死亡が毎年二・五万人に達したとしています。ＥＵは一九九八年に、飼料への成長促進用抗生物質添加の禁止を始め、二〇〇六年に全廃しました。

耐性菌への対策として、農林水産省と厚生労働省は強力な抗生物質の飼料への添加を規制しようとしています。しかし、日本とアメリカの動物医薬品業界は規制に反対しており、その理由として、制限する科学的な根拠が弱い、畜産物価格が上昇し食料安定供給の支障になると主張しています。一方でアメリカの消費者は、食肉中の抗生物質やホルモン剤の残留を最も忌避しています。そのため、アメリカの食肉大手一〇社は二〇〇六年から、成長促進剤としての抗生物質使用を中止しました。

食品衛生法では、「食品は抗生物質を含有してはならない」としています。牛肉や豚肉の場合、抗生物質の使用を止めて二週間以上経つと動物から検出できなくなります。牛乳の受け入れでは抗生物質試験が行われ、検出されると買い上げられません。養蜂業ではミツバチの細菌感染で大きな打撃を受けますので、予防や治療に抗生物質を使いますが、二〇〇四年頃、ストレプトマイシンで汚染された中国産蜂蜜が世界的に輸入禁止になりました。

残留農薬が一日摂取許容量（ADI）以下である場合、人の健康を害しません。しかし、抗生物質は少量でも食品への残留は許されません。一方で、細菌類は普通の環境中に莫大な数が生存し、食品中にも多数が存在します。食品衛生法では、一g当たり一〇万個以上の細菌を含む食品の流通を禁じています。しかし店頭には、この限度数を超えた食肉があることは稀ではありません。そこで、抗生物質耐性菌による肉の汚染は重大です。耐性菌問題を考えますと、動物への抗生物質の多用は人へのリスクを高めますので、乱用を避けるための規制や、人と動物用の抗生物質を別系統にするなどの対策が必要です。

EUが行った飼料への抗生物質添加の禁止によって、オランダやデンマークでは動物の消化器疾患が増え、治療のための抗生物質使用が増えました。抗生物質添加禁止の結果として耐性菌をもった豚や鶏が減少しましたが、治療用抗生物質への耐性菌は増えました。

二〇一六年、先進国七カ国首脳会議G7でもこの問題に共同して取り組むことが宣言されています。本来、家畜が病気にならなければ抗生物質や抗菌剤は使わなくて済むはずです。

9.3　抗生物質の削減と動物の福祉

世界的に家畜の工場式畜産が行われ、ブロイラーと採卵用ニワトリの七〇%、豚肉の五〇%、牛肉の四〇%が工業的に生産されているとされます。一方で、欧米やオセアニアでは有機畜産が進められており、そこでは動物の放し飼いが行われ、狭い場所での工業的な飼育による病害が避けられます。また、動物にストレスを与えにくい、乳牛や肉牛の放牧、ブタやニワトリの放し飼いも盛んになってきました。欧州連合（EU）では二〇〇六年から「家畜福祉五カ年行動計画」が行われ、鶏のケージ飼いを段階的に廃止してきました。

しかし、まだ日本では工場式畜産が盛んで、多くのニワトリやブタ、また乳牛までが、非常に狭い環境のなかで飼育されています。ニワトリは縦・横・高さが二四×三五×四一センチの空間に二羽と、身動きできない状態のケージ飼いで、一カ所で数万〜数十万羽が飼育されています。乳牛の場合は乳房炎などの病気にならなければ、太陽の下に出してもらえないような飼育場もあります。また、狭い生けすでのフグやウナギなど高級魚の養殖も盛んです。

工場式酪農では、牧草に代えてトウモロコシがウシに与えられ、大量の糞尿が大地に還元されず、その処理で環境負荷が高まります。毎年約一、六〇〇万トンが輸入されるトウモロコシの八五%が、肉や卵、牛乳に変えられます。濃厚飼料で飼われる日本の乳牛は年間八トンもの牛乳を生産し、その量は牧草地に放牧される乳牛の二倍以上にもなります。しかし狭い環境で多数の動物が飼われていますので、動物のストレスは高まり、胃潰瘍や心不全など病気がちになり、感染症もまん延しやすくなります。このような状況下では、抗生物質や合成抗菌剤などの殺菌剤や静菌剤の利用が必須になります。他の薬剤には寄生虫の駆除薬や治療薬などがあり、これらは動物用医薬品として農薬に属します。飼育の効率を高めるための狭い環境での過密な飼育条件では、有害微生物の繁殖を抑えるために、多量の抗生物質が飼料に添加され、また飼育環境の殺菌に使われます。

魚の養殖では消毒にホルマリンが使われ、養殖フグからホルムアルデヒド（ホルマリンの原体）が二ppm検出され、大騒ぎになったことがありました。しかし、ホルムアルデヒドは天然の白身の魚にも含まれ、マダラでは三〇ppmにも達しますので、問題にされなくなりました。現在は、世界的にも養殖漁業が普及しており、抗生物質や抗菌剤が使われています。なかでも中国では魚介類の養殖が盛んで、国連の食糧農業機関（FAO）の二〇〇九年の調査によると、世界養殖魚生産の六二%、三、五〇〇万トンが中国産で、多くの薬剤が使用されているとされます。

動物の福祉

多数の乳牛を広い畜舎内に放し飼いする多頭飼育の方法があります。日本での現状をみますと、糞まみれの劣悪な環境で飼われるウシがあり、見るからにあわれで、とてもその牛乳を飲む気にはなりません。やはり動物にも自由の多い、ストレスを防ぐような環境を与えるべきでしょう。人と

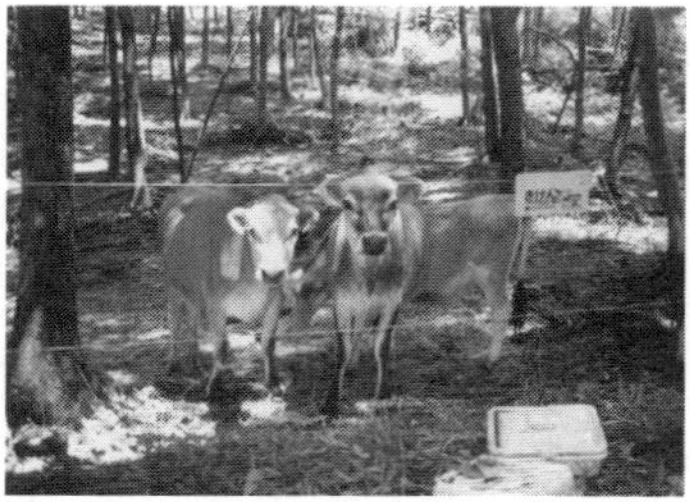
那須高原　アミタの森牧場の林間通年放牧

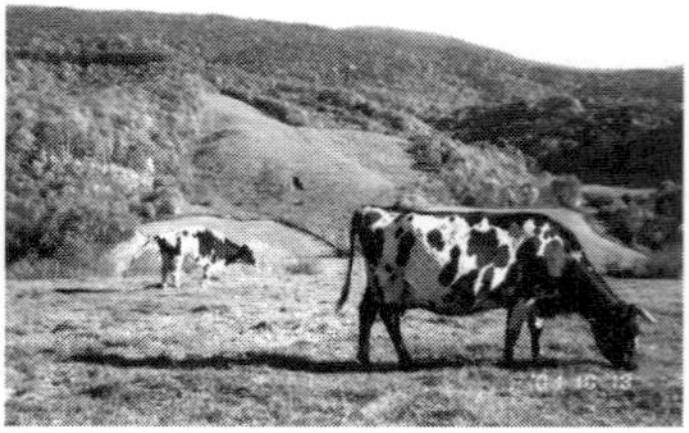
岩手県宮古　中洞牧場の通年放牧

同様に生命を受けた動物が、劣悪な環境で薬漬けの状態で飼われ、牛乳や鶏卵の製造機械になっている様相は、何ともふびんなことです。日本にもごく少数ですが、写真に見られるように、ニュージーランドなどと同様に、完全な放牧で暮らすウシやブタもいます。それらの動物の様子は見るからに健康的で幸福そうです。

日本の食品衛生法は食品への抗生物質と合成抗菌剤の残留を禁止しており、牛肉や豚肉、また牛乳への抗生物質や抗菌剤の残留は公的に検査されます。また、国産と輸入の食肉や卵、魚類中の残留農薬は検査され、違反すれば排除されます。なお、ブロイラーでは抗生物質投与後、薬剤が規制値以下になるには一四日を要します。

9.4　拡大した遺伝子組み換え（GM）作物と表示

残留農薬と直接の関連はありませんが、アメリカで始まった遺伝子組み換え（GM）農産物は殺虫剤不要や、除草剤耐性の作物です。二〇一三年のアメリカ農務省の発表では、大豆の九三％、サトウダイコン九七％、ナタネの九〇％以上、飼料用トウモロコシの九〇％、ワタの九〇%がGM作物であり、その結果、七五%以上の食品に何らかのGM農産物が含まれるとされました。

日本で使われる大豆は主にアメリカ産で、直接の食用以外はGM大豆です。日本の植物油の2/3はナタネ油で、原料は主にカナダ産のカノーラナタネですが、そのほとんどはGMナタネです。GMの大豆とナタネは食用油、大豆タンパク質、飼料になり、GMトウモロコシの大部分は飼料用で、食用としてのGMトウモロコシはデンプンや異性化糖に加工されます。

有機農業ではGM作物を栽培できません。アメリカの消費者にもGM食品への不安があり、二〇一一年秋にアメリカの上院議員一〇人と下院議員四五人が、食品医薬品庁（FDA）長官にGM食品の表示制度を督促しました。不成功でしたが、背景には八五万人以上の署名と四〇〇団体の要望があり、この種の要求では過去最大規模でした。カリフォルニア州、ニューメキシコ州、ワシントン州でのGM含有食品表示の義務化法案は、州民投票の結果で否決されました。二〇一三年にメイン州とコネティカット州はGM表示義務化を可決しましたが、二〇一六年末時点では実施されていません。一方、二〇一四年に義務化を可決したバーモント州は、二〇一六年七月からアメリカで最初のGM表示義務化の州になりました。そして同年七月にオバマ大統領が、通称「GMO表示義務法」に署名し、全米で販売される食品すべてにGMO（遺伝子組み換え作物）についての表示が義務化されました。

10. まとめに代えて——農作物と農薬

第2部で主題とした残留農薬の問題ですが、農作物と農薬について、簡単にまとめておきたいと思います。というのも、「有機農法」＝安全、「農薬」＝危険という図式があるように思うからです。

(1) 人工的に作られた農作物と被害

通常、私たちの食卓に並ぶ穀物、野菜は人間が野生種から選抜して、何十年から何千年もかけ遺伝的性質を改良してきた人工物と言ってもよいと思います。野生種だと病害虫に侵されないように防御機能が備わっているのですが、改良した農作物はその機能が著しく弱くなっています。日本人に好まれるワサビや大根の辛味、アリルイソチシアネートは昆虫に対しては殺虫作用があります。

また、農作物を育てる畑では単一の農作物をたくさん植えるので、その農作物を好物にする昆虫が、通常の環境よりたくさん増え、土壌の微生物も偏ってきます。

日本では「享保の大飢饉」（一七三二年）で、ウンカ大発生（西日本を中心にコメの収穫の七〇％が減収）で餓死者は数十万人、という事態がありました。西洋では一八四五年、アイルランドでジャガイモの疫病が発生して餓死者百万人となり、北米などへ百万人が移住したことが有名です。

(2) 日本での農薬利用の経緯

日本での病害虫防除の中心は、稲作です。その大元をたどると、一七三二年の油注駆除法にまでさかのぼることができます。これは、ウンカが発生した田んぼに鯨油を撒いて、それを箒でウンカにかけて油まみれにして水面に叩き落とすというものです。一九四〇年ころまで行われていたようで、実に二〇〇年間の歴史を持ちます。

また、DDTは、第二次世界大戦時のマラリア原虫を媒介する蚊の駆除に大いに使われました。これがその他のノミ・シラミ・カ・ハエなどの駆除にも効くということで、戦後の日本では人に対しても多量に使われました。稲作には、DDTより防除できる害虫の範囲が広い塩素系殺虫剤のBHCもよく使われました。稲の最大の害虫ニカメイチュウにはパラチオン、いもち病には酢酸フェニル水銀が一九五〇年代に大々的に使用され、食糧難の時代にコメの増産に大きな力を発揮しました。

先に食品添加物のところでも紹介しました『沈黙の春』(レイチェル・カーソン著)が、こうした化学的防除の農薬の環境影響や安全性を世に問うたのは、一九六二年です(邦訳は一九六四年)。これが転機となって、公害への憂慮もあり一九六九年にDDT、BHCの稲作への使用禁止、製造中止、そして一九七一年、DDTの農薬登録抹消、BHCの販売中止を受けて農薬取締法が改正され、哺乳動物に対する慢性毒性も調べたうえで、安全と認められた化合物のみが農薬として登録されるようになりました。

(3) 安全な化学物質の開発と効果

こうして農薬の開発は、いかに安全で少量で効果が得られるかということを巡って行われるようになりました。

また一九七〇年代以降の農薬の特徴としては、環境中で分解しやすく、作物・土壌での残留性が少なく、定められた使用基準を守って使えば直接取り扱う農家の人にも安全で省力化ができる、というものになってきています。

化学防除の他にも、物理的防除、耕種的防除、生物的防除など、病害虫に対しての対策はいくつかあります。しかし、遺伝子組み換え、遺伝子操作などの技術開発がすすめられてはいますが、確実性において化学的防除の農薬に勝るものは今のところありません。

表21に、農薬を使用しなかった場合の収穫減少率を記しておきます。

表21　病害虫防除対策を行わなかった場合

作物名	推定収穫減少率(平均)%
水稲	28
小麦	36
大豆	30
りんご	9.7
もも	100
キャベツ	63
だいこん	24
きゅうり	61
トマト	39
ばれいしょ	31
なす	21
とうもろこし	28

(社法)日本植物防疫協会

カロリー自給率が僅か四〇%程度に低下した日本では、農薬類と上手につきあっていく必要があります。いつまでも海外から食料を容易に買えるとは限りません。現在のように、大量の食料が安価に輸入できる状況は、日本の歴史からみてもかつてなかったことです。

最近の調査結果で、世界的に食料のかなりの量が廃棄されているなどは、地球的にみれば大変な損失です。幸いなことに、農学、農薬関連の毒性学や環境科学は長足の進歩を遂げました。農薬だけの問題ではありませんが、我々は環境リスクを最小限にするような種々の科学的な施策、合理的農法の実践を通じて、安全で健康な社会を実現すべきと思います。そのためにも、管理された農薬の安全性や近年の農法の内容を、消費者によく理解してもらうことは重要です。そして、残留農薬の安全性に関心のある消費者には、世の中にあふれるマイナス情報に惑わされず、科学的な理解を深めていただきたいと思います。

参考文献

第1部

1) 『二十世紀　日本食品添加物史』（社団法人日本食品衛生協会　二〇一〇年）
2) 『食品添加物総覧　二〇一一―二〇一四』（食品化学新聞社　二〇一四年）
3) 『ぜひ知っておきたい　食品添加物の常識』（日高　徹、幸書房　一九九九年）
4) 『四大公害病』（政野淳子、中央公論新社　二〇一三年）
5) 『大衆めし　激動の戦後史』（遠藤哲夫、筑摩書房　二〇一三年）
6) 日本食品添加物協会ホームページ
7) 厚生労働省ホームページ
8) 農林水産省ホームページ

第2部

1) ルーラル電子図書館 No.172　世界の有機農業の現状2
2) W・Helga and L. Kilcher, The World Organic Agricalture, Statistics and Emerging Trends, INFORM (2010)
3) 藤田　哲、日本農業の再興と山地・森林利用：食品と科学　2011 (12) 74–79, 2012 (1) 69–72, (3) 70–71, (4) 75–78
4) 藤田　哲、輸入食品の安全性：食品と科学　2013 (12) 72–81
5) 『ぜひ知っておきたい　農薬と農産物』（坂井道彦・小池康雄、幸書房　2003年）

6) 藤田　哲、日本農業の再興と山地・森林利用：食品と科学　2011 (12) 74–79, 2012 (1) 69–72, (3) 70–71, (4) 75–78
7) 林　徹、中国における食品安全に関わる制度：月刊フードケミカル　2007 (12) 76–80
8) 日本生協連残留農薬データ集、コープ出版　一九九八年十月一日
9) 輸入冷凍野菜品質安全協議会ホームページ

［付録］専門的側面から見た日本の食品添加物の問題点

■ 外圧と内圧に揺れた？添加物行政

化工デンプン

日本の食品添加物の規制では、大変慎重に定められているものがある一方で、特別の事情で突然に指定されたものがあります。

ここで言う「特別な事情」とは、一九七〇年代の外圧と内圧と考えています。

外圧は、主に日米貿易摩擦であり、内圧とは食品添加物反対の国民感情でした。

例えばデンプンですが、この素材は約五〇円／kgと安価で、糊になりやすく便利な原料ですが、工業的には使いにくいものです。デンプン糊は老化が早く水に溶けにくい、糊の強さが弱く凍結などに耐えられない、といった欠点をもっています。そこでデンプンに化学処理を行って、デンプンの種々の欠点を改良したものが加工デンプンです。正確には化工デンプン（化学的修飾デンプン）と呼ぶべき物質で、用いられる化学反応は有機酸やリン酸の結合、酸化、エーテル化、エステル化、デンプン分子間の橋かけ反応、脂質の結合などの化学修飾です。

一九七〇年代、化工デンプンを主に生産していたのは米国の大手デンプン会社でした。化工デンプンは、米国ではGRAS物質ではなく食品添加物です。当時の日本の国内法で言えば、この物質は化学合成品ですから「化学合成の食品添加物」として表示しなければなりません。しかし、「化学物質絶対反対！」の反公害運動まっただ中で、化学合成品の食品添加物を増やしたくなかったのでしょうか、当時の厚生省はこれを「食品」としました（一九七二年、国会で食品衛生法を一部改正する法律案に対する付帯決議の中で、「食品添加物の使用は極力制限する」との文言が入りました）。そして、米国から化工デンプンが輸入されることとなりました。

食品としての化工デンプンは、元のデンプンとは構造と性質が異なり大変便利なうえに、価格はkg当たり二〇〇〜三〇〇円と比較的安価で、添加物というより食品の原料として広く用いられました。化工デンプンには一一種がありますが、これらはどの国でも食品添加物に指定され、個別の物質名表示が必要です。

しかし日本だけは、これらの化工デンプンが約三〇年間にわたって天然物のデンプンに分類され、食品として取り扱われてきました。大変便利な原料ですから、冷凍食品やドレッシング、菓子などに用いられ、年間で二四万トン、五五〇億円と大量の利用があります（食品化学新聞社の調査）。表示には単に食品としての「デンプン」と表示すればよいので、業者には大変都合がよい原料でした。

化工デンプンは海外では食品添加物ですから、輸出では「リン酸架橋デンプン」などと個別の物質名を表示しなければなりません。逆に、日本への食品輸入では「デンプン」と書き換える必要がありました。

厚生労働省は問題が起きる前の改善を意図したのでしょうか、食品安全委員会にこの食品添加物の安全性審査（リスク評価）を求め、二〇〇八年秋から、これらを食品から食品添加物に変更しました。そしてそれらの名称を一括名として「化工」ではない「加工デンプン」とし、個別の名称は省略できるようにしました。

二〇〇八年にこれらの食品（添加物）を新たに食品添加物に指定した経緯を、行政がどのように説明するのか、筆者は興味をもっていましたが、特段の説明はなく、「加工デンプンは従来は食品扱いとされたが、海外では食品添加物であるから、国際的整合性の必要もあり、日本でも食品添加物に指定した」との解説でした。

食品添加物の化工デンプンを食品扱いにしたのは当時の厚生省ですから、何とも無責任なことだと感じました。

一般に食品の「加工」といえば、加熱や調味などの処理を意味しますので、誰もが、加工デンプンを化学反応で製造した食品添加物とは思いません。加工デンプンは食品添加物になりましたが、食品中にかなり多量に使われることがあります。しかし、食品中で主要な原料であっても添加物であるため、表示では食品原材料の次に記載されますので、消費者の注意を引きにくくなります。目的も機能もデンプンとは大きく異なる添加物ですから、世界各国と同様に個別の物質名表示が必要であると思います。

化学修飾した原料に対し「化工」ではなく「加工」デンプンという一括名の採用は、厚生労働省の名誉のための、一種の解決方法であったと思いますが、技術者の立場からは、一括表示ではなく物質名表記に改めるよう検討してほしいと思います。

乳化剤――グリセリン脂肪酸エステル、この名称で使われる八種の乳化剤

乳化剤とは、水に混ざらない油を細かい油滴にして、牛乳のように混ぜ合わすための物質です。乳化剤は年間需要量が約二万八千トンある食品添加物です。しかし、安全性が高いという理由で、使用制限もなく一括名表示（「乳化剤」と表示し、物質名の表示は不要）が許されています。他方、世界各国では、乳化剤に個別の物質名表示の義務と、ほぼ半数の乳化剤には添加が許される食品と、添加量の制限があります。

既存添加物の乳化剤の内容は、年間使用量が八千トンもある大豆レシチンを含めて、一五品目が認可されています。しかし、大豆以外のレシチン類と少量のキラヤ抽出物（キラヤサポニン）以外は実需はほぼない状態で、もし利用があってもごく僅かとみられます。指定添加物の乳化剤には、グリセリン脂肪酸エステル（モノグリセリド）、プロピレングリコール脂肪酸エステル、ショ糖脂肪酸エステル、ソルビタン脂肪酸エステル、ステアロイル乳酸カルシウムとナトリウム、近年認可されたポリソルベート四品目を含め二〇品目があります。

グリセリン（グリセロール）脂肪酸エステルはモノグリセリドともよばれ、体内で油脂が消化され

るときにできる物質です。日本人は油脂を一日平均約五〇g摂りますので、小腸でモノグリセリドが約二〇gできます。大変安全性が高い物質でアメリカではGRAS物質に指定されており、日本では乳化剤として年間約一万トンが利用されています。しかし奇妙なことに、日本にはグリセリン脂肪酸エステルの物質名で表示される添加物が八種類あり、しかも化学構造と性質が大きく異なる物質を含みます。それらの模式図を図15に示しました。日本と韓国以外の国では、これらは個別の物質名で表示します。

グリセリン脂肪酸エステルのうち五種類は、モノグリセリドに有機酸（酢酸、乳酸、クエン酸など）を化学的に結合したものです。これらは個別的には「クエン酸モノグリセリド」「酢酸モノグリセリド」などと呼ばれ、一括して「有機酸モノグリセリド」と称します。日本ではその他に、化学構造が大きく異なる二種の乳化剤がモノグリセリドに属しており、ポリグリセリン脂肪酸エステルと呼ばれるもので、平均数二～一〇分子のグリセリンを化学的に重合させて、大形分子のポリグリセリンにし、これに各種の脂肪酸を結合させています。そこで、水に溶けるものから油に溶けるものまで、多種類の製品ができます。さらに特殊なものは、ポリグリセリンの縮合リシノール酸エステル（PGPR）です。リシノール酸はひまし油の脂肪酸で重合性があり、三～七分子を重合させたものをポリグリセリンに結合させたものがPGPRで、大変大きな分子になります。

ポリグリセリン脂肪酸エステルの国内需要は、種々の構造物を合わせて年間約二千トンと推定されています。日本ではこれらの乳化剤に添加対象と添加量の制限がなく、すべて「モノグリセリ

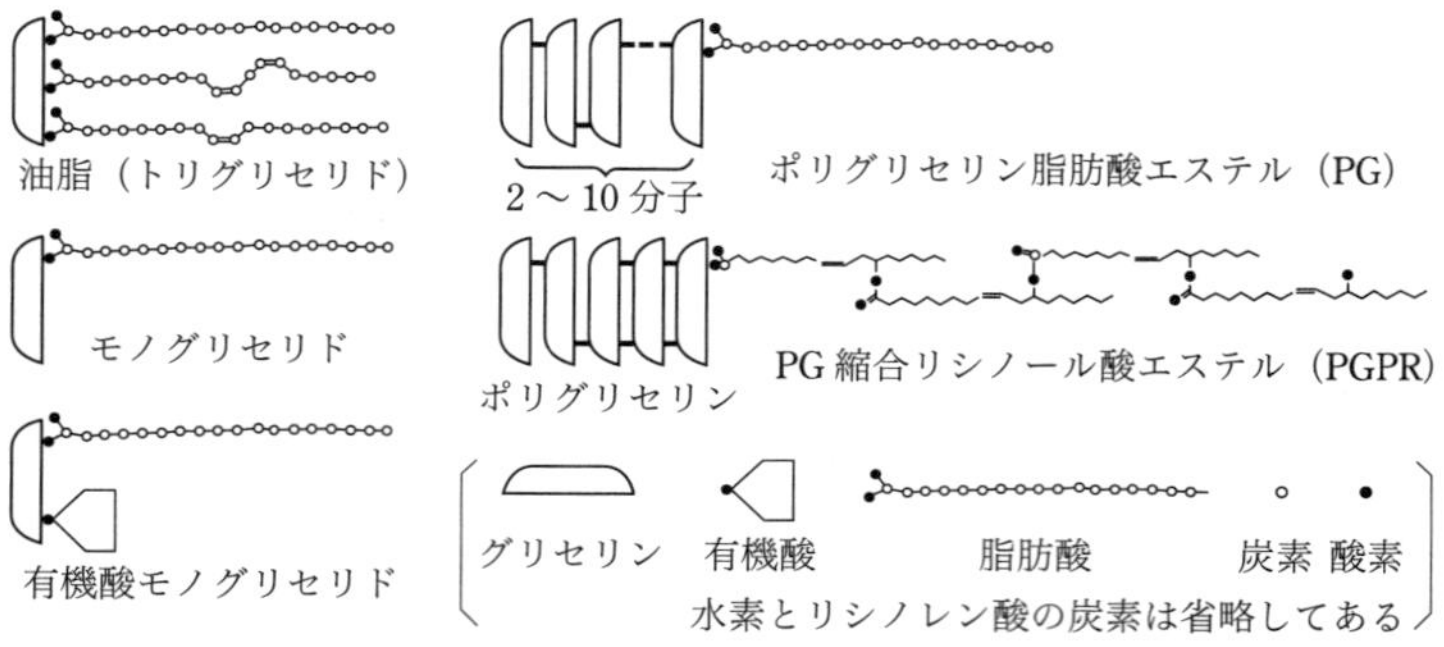

図15　グリセリン脂肪酸エステルに含まれる乳化剤の構造（水素は省略）

ド」の名称で自由に食品に使うことができます。日本の表示は「乳化剤」だけで通用しますが、もちろんそのままでは輸出ができません。

有機酸モノグリセリドは比較的安全性が高いのですが、日本で食品添加物に指定されたもののうち二品目は、欧米で未指定かまたは使用量制限があります。ポリグリセリン脂肪酸エステルも、欧州連合（EU）では使用対象の食品と添加量が規制されており、その一日摂取許容量（ADI）は二五mg／kg体重／日です。

ポリグリセリンの重合ひまし油脂肪酸のエステル（PGPR）は、チョコレートの製造工程で優れた粘度低下作用があります。アメリカではチョコレート以外にはPGPRを使用できず、EUではチョコレートなどに少量の添加を認めていますが、未承認国もあります。

通常の乳化剤は、水（W）中に油（O）を均質に分散させて乳化するもの（O／Wタイプ）ですが、PGPRは逆に油中に水を分散させて乳化する働きをします（W／Oタイプ）。

ＰＧＰＲは乳化剤のなかで最も安全性が低く、ＥＵではＡＤＩ値を七・五mg／kg体重／日と定めています。この制限量はかなり厳しいもので、体重五〇kgの人なら一日〇・三八gであり、ＰＧＰＲ添加チョコレートなら二〇〇gに含まれる量です。日本では以前、このW/O乳化の特性を利用して油滴に水を分散させて、油量を減らした低カロリーのクリームが販売されましたが、数年で販売が中止されました。これは、ＥＵの定めたＰＧＰＲのＡＤＩを考えれば、多量に食べた場合のクリームからの摂取量が、チョコレートの比ではなかったためと思われます。

当然のことですが、韓国と日本以外の国では、以上の各品目はモノグリセリドではありません。日本の制度は、原料にグリセリンと脂肪酸が含まれる乳化剤ならば、それらは皆同じ「グリセリン脂肪酸エステル」と表示します。諸外国からはもちろん、国内でもこの国の食品行政は一体どうなっているのかと不思議に思われるのではないでしょうか。

前述のとおり、欧米では乳化剤の約半数に対して、利用できる食品と添加量の制限があります。乳化剤は多量に使うことは少ないのですが、本来のモノグリセリド以外の乳化剤はＧＲＡＳ物質ではありませんから、これもおかしなことです。筆者は、過去に世界初のショ糖脂肪酸エステルの導入と用途開発に携わりましたので、このような厚生省の行政に強い違和感をもちました。

グリセリン脂肪酸エステルも、一九八一年（昭和五十六年）の食品添加物公定書規格の改正で、グリセリン脂肪酸エステルに分類された八品目を含めて、乳化剤として認められました。当時、世界的に使われていた有機酸モノグリセリド類五種と、重合物のポリグリセリンの乳化剤二種については関税障壁になっており、国内外からの圧力があったとみられます。

また、当時の食品添加物忌避の状況下では、新規指定などはできなかったのでしょう。そこで、当時の厚生省は強引に七品目の乳化剤をモノグリセリドに含め、同時に、安全性が不十分なＰＧＰＲまでもモノグリセリドに指定してしまったのであろうと推定します。

「グリセリンと脂肪酸が原料に含まれれば、どのような化学構造の物質でも、それはグリセリン脂肪酸エステルである」ということになるのでしょうか？　これは「名字が同じで名前が似ていれば、それは同一人物である」というような、ほぼでたらめのこじつけです。しかもポリグリセリンは化学合成品で、天然物のグリセリンではないので名字も違います。

行政がゆがめられる背景は何か

著者が、途上国にもないような添加物行政のゆがみと思うものが、先に述べた化工デンプンとグリセリン脂肪酸エステルなのですが、その背景として、食品添加物に限らず、物事に対する科学的な見方に欠落があるように思います。「あってはならない」とか「絶対」という思い込みが事実と問題点を覆い隠し、利害対立を前提に、どのように解決していくのかという道を閉ざしてしまうのです。そして、その解決を外圧などに委ねてしまう日本の行政、企業、市民の弱さという日本的なものが、そこにあるような気がします。もっとも、行政府にかかわる責任者が、先ずしっかりとした理念をもつべきことは言うまでもありません。

■ 保存料の問題と無添加食品の実態

保存料

保存料には、食品を腐敗菌や病原菌、カビなどの微生物から守るための大変重要な働きがあります。微生物はあらゆる環境に存在しており、食品は種々の細菌やカビ、酵母菌などにとって大変に都合の良い栄養源です。微生物は水分があって温度が七〜八℃以上になれば活動を開始し、温度の上昇で増殖が盛んになります。適度の水分を含む食品を、常温に放置すれば微生物汚染が始まります。例えば、保存料なしのウインナソーセージは夏場には一日で腐り始めますが、保存料を利用すれば常温で四〜五日の保存が可能です。保存料や酸類、食塩などを適切に用いて低温に保管すれば、食品が安全な期間を大きく延ばすことができます。

保存料には、化学合成品の指定添加物一八品目と、天然系の既存添加物八品目の、計二六品目があります。指定添加物のうち天然に存在するものは、無機物の二酸化硫黄（無水亜硫酸）、亜硫酸塩、亜硝酸塩、硝酸塩などと、生物体に含まれる安息香酸、プロピオン酸などです。亜硫酸や亜硝酸は還元性のある保存料で、酸化防止の作用があり、亜硫酸塩はワインなどに用いられます。既存添加物の保存料は欧米にはありませんが、例えば、魚のしらこタンパクやポリリシンなど生物由来の物質です。日本では、これら既存添加物の保存料の利用は、重量と、特に金額面においては合成保存料よりはるかに多くなっています。

$CH_3CH_2CH_2CH_2CH \cdot COOH$　　カプロン酸

$CH_3CH=CH-CH=CH \cdot COOH$　　ソルビン酸

図16　カプロン酸とソルビン酸の化学構造

食品添加物の年間需要量については、食品化学新聞社の調査結果があります。世界的に需要が増加しているソルビン酸類は八〇〇トン程度、安息香酸とそのナトリウム塩は、主にしょう油などに使われますが、表示が不要なアルコールに置き換えられて需要は減少し、年間四五〇トン程度の使用と推定されています。プロピオン酸とその塩類はパンやケーキに使われ、年間八〇トン程度の需要があります。

保存料ソルビン酸の有用性

最も問題にすべき保存料はソルビン酸類です。図16に示すように、ソルビン酸は炭素数六個の不飽和脂肪酸で、酸性食品中で静菌作用が強く、細菌、カビ、酵母の増殖を抑えます。ソルビン酸はナナカマドの若い実に含まれる物質で、乳脂の一成分であるカプロン酸の不飽和脂肪酸ですが、化学的に合成されて酸とそのカリ塩が用いられます。ソルビン酸は水に溶けにくいので、多くの食品にはそのカリ塩が用いられています。

最近は、ソルビン酸が日本で年間約八〇〇トン程度使用されており、二〇年前の約一五〇〇トンの半分近くに減りました。ところが世界では、ソルビン酸の需要が年率三〜五％で増加し、年間七万トン程度が使われています。

米国ではソルビン酸がＧＲＡＳ（一般に安全と見なされる）の添加物に指定されており、

その安全性と有効性から、世界的に需要が増大しています。ヒトに対するソルビン酸の半数致死量は四〇〇～五〇〇gで、食塩と同程度です。

保存料ソルビン酸削減の愚

日本では近年、合成保存料のソルビン酸使用量が半減し、また他の合成保存料でも1/3～ゼロ近くになったものがあります。ソルビン酸の致死量は食塩とほぼ同量で極めて安全性が高いのですが、それを用いずに代替物を利用して「保存料無添加」と表示している商品を見かけます。しかし、保存料無添加を宣伝する食品にあっては、抗菌性のある代替物質を用いない限り、食中毒の危険は避けられません。

世界の加工食品需要は先進国に偏っていますので、日本のソルビン酸需要が世界の一・一％とは、あまりにも少ない数字です。二〇一〇年に近畿大学の有路教授などが、保存料不使用による経済的損失を、水産練り製品を対象に調査しました。その結果、ソルビン酸使用量が年間五％減少しますと、社会に与える経済的損失が一八九億円になると試算しました。さらに加工食品全体では、ソルビン酸類の五％減少で、年間二千億円以上の社会的損失になるとされます。この理由は、食品流通での低温保持など管理費用の増加と、廃棄率の増加です。

一方でアンケート調査の結果では、消費者はそれほど保存料に不安感を持っているわけではなく、マスメディアのマイナス情報に影響されていることが明らかになりました。

一九八八年に合成添加物の表示が義務化され、食品添加物が消費者に忌避された結果、表示の要らない天然物由来の保存料代替物が多数開発されました。しらこタンパクやポリリシン（またはポリリジン）などです。そして、さらに一九九五年からすべての保存料の表示が義務化されたため、「保存料」表示を避けて、保存性のある添加物の利用が増えました。いわゆる「日持向上剤」と称する配合物です。これらは抗菌性のある酸味料、調味料、pH調整剤、乳化剤などを組み合わせたものです。例えば、アミノ酸のグリシンには抗菌性があります。ソルビン酸ならば少量の添加で済みますが、日持ち向上剤は効果が弱いため、かなりの量を添加する必要があります。効果の確かな食品添加物を避け、副次的に効果があるとされる物質を組み合わせて食品に多量に添加するのは、科学的には全く無意味なことと思います。

この現象を加速したのは、コンビニエンスストア各社による二〇〇一年ころから始まった「保存料不使用」の動きです。うたい文句は「消費者の健康志向に対応するため」とのことでした。消費者の食品添加物に対する漠然とした不安を逆手に取って、巧みに販売促進に利用した行為と思われます。

栄養強化か？保存料か？　ビタミンB類

ソルビン酸などの保存料ではなく、ビタミンB類に保存料としての役割を持たせていることもあります。

おにぎりや弁当類の添加物に、ビタミンB_1の表示をしたものがあります。ビタミン類は栄養強化のための食品添加物ですが、加工食品では栄養強化ではなく、別の目的で使われていることが多くあります。例えば、緑茶飲料に添加されるビタミンCは、飲料が酸化で茶色に変色するのを防止し、油脂製品に加えられるビタミンEは油の酸化防止が目的です。ビタミンB_1はチアミンという物質で、糖質の代謝に必須の栄養成分であり、不足すると脚気の症状を起こします。

栄養強化剤としてのビタミンB_1は、世界的にその塩酸塩と硝酸塩が用いられます。しかし日本ではそれらの他に、ビタミンB_1にラウリル硫酸塩を結合させた化合物が食品添加物として承認され、栄養強化以外の目的で流通しています。

ビタミンB_1類は、単に「$V.B_1$」などと表示されますが、なぜ、おにぎりや弁当などにビタミンB_1を使うのか（図17）、不思議に思う消費者もいると思います。この場合の$V.B_1$は本来の栄養強化の目的ではなく、強力な保存料としての利用なのです。$V.B_1$と結合させて用いるラウリル硫酸塩は洗剤の一種（界

品名　おにぎり　　手巻　　熟成焼たらこ
原材料名　塩飯、焼たらこ、海苔、調味料（アミノ酸等）、$V.B_1$、pH 調整剤、グリシン、ナイアシン、酸化防止剤（V.C）、酵素、（原材料の一部に小麦・卵・大豆を含む）

消費期限　09. 7. 2　午後　7時
保存方法　直射日光及び高温多湿を避けて下さい

製造者　○△（株）□□工場　0120–△△△–○○○○
○○県○○市○○町 1−1−1

図 17　おにぎりなどの原材料表示
（合成保存料代替物の添加）

面活性剤）で、歯磨き粉の成分、衛生材料や医薬品の助剤として使われます。非常に抗菌性が強く、用いる食品にもよりますがソルビン酸の五～二〇倍の効果があり、食品には単に$V.B_1$と表示できます。そこで、$V.B_1$を保存料として用いるという、一種のゴマカシが広まりました。$V.B_1$類は日本で年間六〇トン程度が販売されますが、その半分弱は保存料としての利用です。世界中で、$V.B_1$のラウリル硫酸塩を栄養強化の添加物として許可している国は日本と韓国で、台湾では強化剤ではなく保存料に指定されています。

ビタミン類は摂りすぎると健康被害が起こりますので、摂取量に上限が定められています。$V.B_1$ラウリル硫酸塩を保存料の目的に使いますと、おにぎり一個中の量は$V.B_1$換算で約一五mgになります。$V.B_1$の一日所要量は成人で一～一・五mgであり、栄養機能食品（健康食品）での上限値は二五mg／日、医薬品（例えばアリナミン）の場合には、上限が一日一〇〇mg程度とみられます。したがって、市販のおにぎり三個を食べれば$V.B_1$は約四五mgになり、かなりの摂りすぎとなりますが、毎日食べなければ安全性には問題がないでしょう。

食品添加物の表示は使用目的と物質名記載が原則ですが、その原則が守られないことが多々あります。特に本来の目的と異なる使用においては、実際の目的を表記すべきです。そこで、$V.B_1$誘導体やグリシンなどを保存料の目的で用いる場合、「保存料（グリシン、ビタミンB_1ラウリル硫酸塩、酢酸ナトリウム）」などと表示させるべきと思います。なお、ビタミン類を栄養強化の目的以外に利用する場合は、それらの添加を表示しなければなりませんので、おにぎりなどに表示されます。

保存料表示が不要な抗菌性物質類

ビタミン類以外にも、微生物の増殖を防いで保存効果を得られ、保存料表示をしなくてもよい食品添加物があります。次にそれらの物質を列記します。

エタノール：水を加えた七〇～八〇％の溶液が有効であり、消毒液として広く用いられています。食品の表面に散布すれば蒸発して残らないため、表示の必要がありません。

プロピレングリコール：グリセリンに似た物質で、水に溶けにくいものを溶かす作用があり、食品製造用の溶剤として品質保持に使われます。プロピレングリコールには菌の増殖を防ぐ静菌作用があり、以前は生ラーメンや生うどん、餃子の皮などに四～五％と多量に用いられ、不快な味で添加がわかりました。しかし現在は、生めんに二％以下、餃子とシュウマイの皮に一・二％以下などと、添加量が制限されています。

グリシン：酢酸にアミノ基がついた最も単純なアミノ酸で、軽い甘味とこくがあり、調味料に属します。化学合成で製造され、静菌効果があるため、単独または酢酸ナトリウムなど他の物質と併用して日持向上剤として使われます。そのため、近年では需要量が年間約七千トンと、大量になりました。

酢酸ナトリウム：化学的に合成され、酸味料であり調味料でもありますが、かなり多量に使っても強い酸味を感じません。保存料無添加の食品を酸性にするために使われ、年間約六千トンの需要があります。

リゾチーム（溶菌酵素）：卵白から得られる酵素で、細菌（グラム陽性菌）の細胞壁を溶かして殺しますが、グラム陰性菌には作用しにくく、大変高価なため他の抗菌剤と併用されます。食品への表示では単に「酵素」と記載されます。

グリセリン脂肪酸エステル：元来は乳化剤ですが、脂肪酸の鎖長が中程度（分子の長さが炭素の数で一〇～一二個）のものに抗菌作用があります。食品には「乳化剤」と表示されます。

ショ糖脂肪酸エステル：ショ糖に脂肪酸を結合させた乳化剤ですが、脂肪酸の鎖長が中程度のものに抗菌作用があります。また、炭素数一八程度の脂肪酸を結合したショ糖脂肪酸エステルは、缶コーヒー中で細菌（芽胞菌）の繁殖を抑える作用があります。

天然系の保存料

同じ保存料表示でも、「合成保存料無添加」は商品を差別化できます。そこで、天然物由来の既存添加物が使われています。最近は既存添加物でも保存料の表示が必要となったため利用は減少しましたが、全体で一〇品目があります。主に使われるのは、しらこタンパクとポリリシンです。溶菌酵素を含めてこれらは高価なため、他の抗菌性物質と併用して製剤として用いられています。

しらこは魚の精巣で、精子の染色体にプロタミンというタンパク質が結合しています。プロタミンは強い塩基性のタンパク質で、成分の大部分を占めるアルギニンというアミノ酸が微生物の増殖を抑えます。これを分離し、また一部を酵素で分解したものを抗菌剤に製剤し、年間七五〇トン程度が利用されています。

ポリリシンは、放線菌という細菌の培養で得られる物質です。塩基性アミノ酸のリシンが重合した物質で、製剤で年間八〇〇トン程度の需要があるとされます。この物質は、ウイルスや細菌に結合して増殖を抑制します。

これらの天然系保存料は食品が中性でも効果がありますが、製剤価格が二、五〇〇～三、〇〇〇円/kgと高価なのが欠点です。近年、「ナイシン」という抗生物質が食品添加物に指定されました。この物質はアミノ酸で構成されるペプチドで、乳酸菌がつくる天然系の保存料であって安全性が高く、世界的に用途が広がっています。

■「無添加」「ゼロ」表示と優良誤認

食品添加物の保存料使用回避が広がり、「無添加」「不使用」「ゼロ」「無添」などと表示した加工食品が増え、弁当類、惣菜、寿司、飲料などにこの種の表示が行われています。その結果、添加物を使用する必要がない飲料などに「無添加」の文言を表示したり、元来コレステロールを含まない植物油やドレッシングに「ゼロ」表示がされています。この種の行為は消費者に「無添加は安全」、「食品添加物は危険で避けるべき」、「無添加の方が高品質」との誤った考えを植え付けています。

二〇一四年度の表示・広告調査結果「東京都消費生活調査員調査」（対象調査員数一九七名、調査票

を回収した調査員数一七七名）で、調査員に実施した「無添加」に対する意識調査の結果があります。それによると、「無添加」表示のイメージとして調査員が回答した内容は、「食品添加物全般を使用していない」八四％、「保存料・着色料なし」九三％となっており、『無添加』表示が『安全・安心』のガイド的役割を期待されているとわかる」としています。また、「商品選択の条件としている」、および「商品によっては条件にしている」という回答を合わせると九〇％にも達し、「無添加」表示が商品選択に大きな影響を与えていることがわかります。

弁当や惣菜類は、保存料の助けがなければ食中毒の危険は避けられません。食品の流通で最重要の課題は安全性であり、微生物汚染や食中毒の防止ですから、保存料の代替策が必須の要件になります。その結果起こったことは、前述のとおり、調味料であるアミノ酸のグリシンや酸味料の酢酸ナトリウムなど、抗菌性のある物質の多量な添加でした。また、その他の抗菌性物質としてビタミンB_1誘導体、卵白に含まれる溶菌酵素（リゾチーム）、ユッカ抽出物、カラシ抽出物などが利用されるようになりました。そして、これらは高価なので使用量が制約されます。しかし、ソルビン酸の価格はキロ当たり千円程度で安全性は高く、しかも〇・一〜〇・二％程度の少量添加で有効です。保存料以外で、抗菌性があって最も安価なものはアミノ酸のグリシンです。

また、細菌は酸性で増殖が抑えられますから、酸味を感じにくい酢酸ナトリウムも利用されます。しかし、これらの代替物はソルビン酸の一〇倍以上を用いる必要があり、金額も割高になります。

これら代替物の効果はソルビン酸に劣り、コスト高になるうえ保存期間が短くなり、冷蔵の条件も厳しくする必要があります。さらに、食中毒を避けるために商品の廃棄率が高まります。添加物を多量に使えば味も悪くなりますので、何とも無駄な選択に思われます。どちらが本当に消費者のためになるのでしょうか。ここには、知識がないことに付け込んだ「ごまかし」という要素が潜んでいます。

消費者庁の「食品表示に関する消費者の意識等調査」(平成二十三年)結果に、「食品表示についての意見、要望」を尋ねた項目があります。その「原料・食品添加物」の項目に「表示しなくてよいとされている添加物を使用して無添加としている食品もあるので、全ての添加物を表示してほしい。」という意見が載せられています。

現在、食品表示で「無添加強調表示」が許されているのは、二〇一五年四月一日に施行された「食品表示基準」の「糖類無添加」「砂糖不使用」「食塩無添加」等です。いずれも一定の条件が満たされていることが条件です。これ以外には、行政で定められた「無添加」表示の基準はありません。

消費者に優良誤認を引き起こすような「無添加」表示については、改める必要を強く感じます。

保存料としての食品添加物回避と、代替物による「無添加」表示

以上述べてきた保存料対策の多くが、「無添加」表示のために行われたものです。「無添加」表示

は非常に広く浸透しており、消費者購買動機に対する誘導には顕著なものがあるといわざるを得ません。しかし、「保存料」ではない他の抗菌性のある食品添加物で保存料を代替するのは、違法ではありません。

食品企業や流通では「日持向上剤」を使っての商品テストも行われ、もちろん、消費期限内の安全性を確認しての使用と思います。ただ、ソルビン酸など安全性の高い本来の保存料を用いずに、高価なビタミンB_1誘導体の利用や、グリシンや酢酸ナトリウムなどの多量添加は経済的に無駄なことと思います。ソルビン酸の効果は、安全性、経済性、風味への影響、保存期間の長さで優れ、米国ではＧＲＡＳ物質に指定されており、世界的にも利用が増加しています。このような特性を利用しないことは大変不合理なことです。消費者ニーズに合わせた商品開発が必要なことは当然なのですが、ニーズの基本に誤解や不合理がある場合、どこかに無理が生じます。

また保存料代替物の利用が可能になる原因として、「調味料」「酸味料」などの一括名での表示を許し、用途と物質名の表示が必要でない現在の表示制度にも問題があると思います。どこでこの決着がつくのか、それとも「食品の保存」自体が食品添加物でないものに置き換わってしまうのか、先々を予想するのはあまり意味のないことかもしれませんが、食中毒など、消費者の不利益になるような事故が発生しないことを願っています。

■エピローグ

食品安全に科学的な思考を

日本では富を生む実用技術は大きく発展しましたが、先進諸国に比べて、国民一般の科学的な教養水準が十分とはいえません。それに加えて、昨今は青少年の理科離れが加速しています。また日本では、すでに人口減少とともに生活水準の低下が始まっており、国としての活力は次第に失われてきています。一方で、GNPが世界第二位になった中国と、インドをはじめ東アジアの国々は大きく躍進し、世界での日本の相対的な地位は低下せざるを得ません。誰もが考えるとおり、今後の日本の進路は、三〇年、五〇年先を見通した長期的視点に立ち、高度な自然科学と技術、そして優れた文化による立国以外にありません。

戦後の歴史で「追いつけ、追い越せ」の時代は先進諸国に学び、それらを手本にすることで、国の発展をある程度支えることができました。しかし、ここに至り、日本の社会全体が理想を失って卑しくなり、「美しくない国」になる危険を感じます。いまこそ、この国の改革が必要です。改革とはつまるところ、合理的、科学的な筋道の立て方とその実行により、誰もが安心できる公平・公正な社会を実現することと思います。東日本大震災と原発事故、熊本の災害は、日本人の危機意識を高め、また連携を強めることになりました。このような気運を継続することが大切です。

これからの日本は、自前の独創的な科学と技術をさらに発展させなければなりません。科学と技術の発展は、一部の専門家に任せておけば進むというものではなく、社会のメンバー全体の科学水準向上が必須です。そこで、「食の安全」は市民にとって最も身近な問題であり、市民が科学的な考え方を身につけるのに適したテーマと思われます。食品添加物、残留農薬、輸入食品、遺伝子組み換え食品（GMO）、食品照射、BSEなどの問題に関しては、冷静な科学的判断がなされるべきです。

科学は「なぜ」「どうして」から、技術は「どうすれば」という、物事への取り組みから始まります。食品添加物や規制値以下の残留農薬が「なぜ危険なのか？」「世界中で使われる食品添加物が、なぜ、どうしてがんを起こすのか？」「害作用がゼロである濃度の化学物質が複合すると、本当に危害が発生するのか？」「どうすれば、種々の化学物質と上手につきあえるのか」。誰もがこのような疑問をもつことが大切です。

困ったことは、生半可な知識で科学や技術の素養がないままに、微量な残留農薬や食品添加物が有害であるなど、食品の安全に関して誤った知識を説く人がいることです。科学・技術が国民に正しく理解されず、物事に対してまともな科学的評価がなされない現状は不幸です。例えばGMOなど、ある技術を推進するか否かについては、科学的な思考に基づいて国民的合意による判断がなされるべきです。

一例を挙げましょう。日本以外の主要国のほぼすべて、また特に東アジア諸国では放射線照射による食品の殺菌を行っています。この方法は加熱が不要で、確実に微生物被害を防ぎます。現在、日常的に用いられるプラスチック製の医療器具や衛生器具、食品の無菌包装資材その他では、照射技術によって安全性が支えられています。放射線と聞いただけで人々が忌避するかもしれませんが、このようなことは関係者以外にはほとんど知らされていません。

今にして思えば、原発事故は起こるべくして起こったといえましょう。国の発展には、国民の科学・技術に対する理解水準の向上は欠かせません。それを怠ってきた政治、行政、科学者、科学ジャーナリスト、マスメディアの責任は重大です。また日本では先進諸国に比べて科学者の社会への発信が不十分で、科学者、技術者と一般消費者の間に接点が少なく、大学や公的研究機関からの情報提供も貧弱でした。これらの現状は、科学・技術に広い視野をもち、現場で実践的なトレーニングを積んだ人材が少ないことが原因です。

特に、官界や教育界では種々の職域を横断的に往来し、広い視野に立って情報を吸収し発信できる人材が不足しています。このような状況下では、市民の科学・技術分野への理解の水準は高まらず、種々の問題について適切に判断できる人が増えません。それに加えて市民が科学的な判断力をもつことは、日本の科学技術発展に欠かせない条件です。

また、もう一つの大きな問題は、一般消費者にとって食品の安全に関する情報の入手先の約八割が、新聞、雑誌、テレビ、インターネットなどであり、他の公的情報源が少ないことです。マスメディアの記者の科学的素養は概して浅いうえに大衆迎合的で、食品安全に関する誤った情報伝達を助長しています。メディア業界は科学や技術に明るい人材を積極的に育てていません。特に大手新聞社や主要テレビ局は、十分な自然科学の素養をもった人材登用に努めるべきでしょう。そして、科学者と技術者は正しい情報を社会に積極的に発信していかなければなりません。

著者略歴

藤田　哲（ふじた　さとし）

1929 年　東京都に生まれる
1953 年　東京大学農学部農芸化学科（旧制）卒業
1953–68 年　大日本製糖 (株) 勤務，パン酵母およびショ糖脂肪酸エステルの研究開発
1969–90 年　旭電化工業 (株) 勤務，各種乳化油脂食品、天然系界面活性剤、酵素生産・利用の研究開発
1988 年　技術士（農学部門・農芸化学）、食品衛生管理士
1990 年　藤田技術士事務所開業
1991 年　農学博士（東京大学）
現　在　食品化学、食品・農産製造分野の研究コンサルタント

著　　書　『食品の乳化―基礎と応用』（幸書房）
『食用油脂―その利用と油脂食品』（幸書房）
　同上 改訂版
『これからの酪農と牛乳の栄養価』（幸書房）
『食品のうそと真正評価』（エヌ・ティー・エス）
　同上 改訂版
『食品詐欺の実態と誘因』（藤田技術士事務所）
翻 訳 書　『コーヒーの生理学』（めいらくグループ）
『食品コロイド入門』（幸書房）
編　　著　『食品機能性の科学』（産業技術サービスセンター）
『新世紀の食品加工技術』（シー・エム・シー出版）
分担執筆　『乳化・分散プロセス』（サイエンスフォーラム）
『食品乳化剤と乳化技術』（工業技術会）
『新食感事典』（サイエンスフォーラム）
『食の安全』（エヌ・ティー・エス）
『食品表示の基礎用語』（幸書房）
その他、報文、総説多数。

食品安全の“脅威”とは何か

添加物，残留農薬・輸入食品問題を通して

2018 年 8 月 30 日　初版第 1 刷発行

著　者　藤　田　　　哲

発　行　藤田技術士事務所

〒 277-0072　千葉県柏市つくしが丘 3-7-1

TEL04-7172-1504

発　売　株式会社　**幸　書　房**

〒101-0051　東京都千代田区神田神保町 2-7

TEL03-3512-0165

装幀：クリエイティブ・コンセプト（江森恵子）

組版：デジプロ

印刷：シナノ

ISBN978-4-7821-0428-6　C1077